健康長寿の秘訣

「食事・運動・生きがい」の充実を目指して　第４版

竹岡誠治

サンロータス研究所

本稿は、令和2年（2020年）12月10日、第2666回丸の内朝飯会（オンライン例会）における講演**「3回のガンを乗り切って　健康長寿の秘訣」**の記録です。一部、訂正加筆の上、掲載いたしました。

この第3版では、「第2版にあたって」の次に、令和3年（2021年）10月7日の神戸平和研究所理事会でのあいさつ「変化の日々とわが人生」を追加しました。

そして、「動中の工夫」と「逆順入仙」という副題を新たにつけ加えました。この二つの言葉の意味するところについては「第2版にあたって」98・99ページをご覧ください。

2021・11・1　大塚にて

目　次

皆さま、お早うございます。

55年間続いている伝統ある丸の内朝飯会で、お話の機会をいただきまして、心から感謝いたします。

最初に長昌浩さん、素敵なコーディネートと進行、ありがとうございます。

それから、吉田勝昭さん、私が朝飯会に入るきっかけをいただいた方ですが、コロナ禍にあって、新時代の到来を感じさせる仕組み、北海道から出雲から、また、神戸からと、全国から参加できるシステムを朝飯会に導入してくださったことに、心から感謝申し上げます。

今日の私の話のタイトルを、毛筆で見事に書いてくださった藤原淑子さんも、大変ありがとうございました。

はじめに

この12月の14日で、私は72歳の誕生日を迎えます。

そこで、72年間を振り返りますと、私は3回、がんになってお

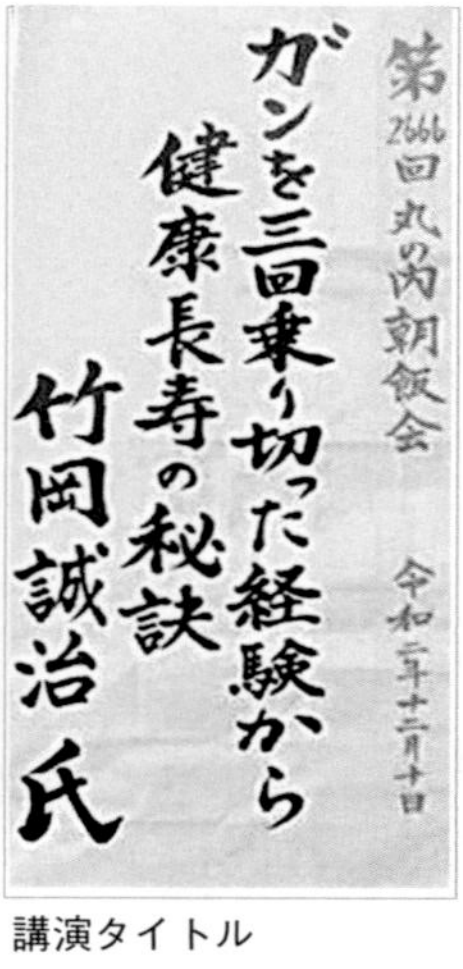

第2666回丸の内朝飯会
令和二年十二月十日
ガンを三回乗り切った経験から
健康長寿の秘訣
竹岡誠治 氏

講演タイトル

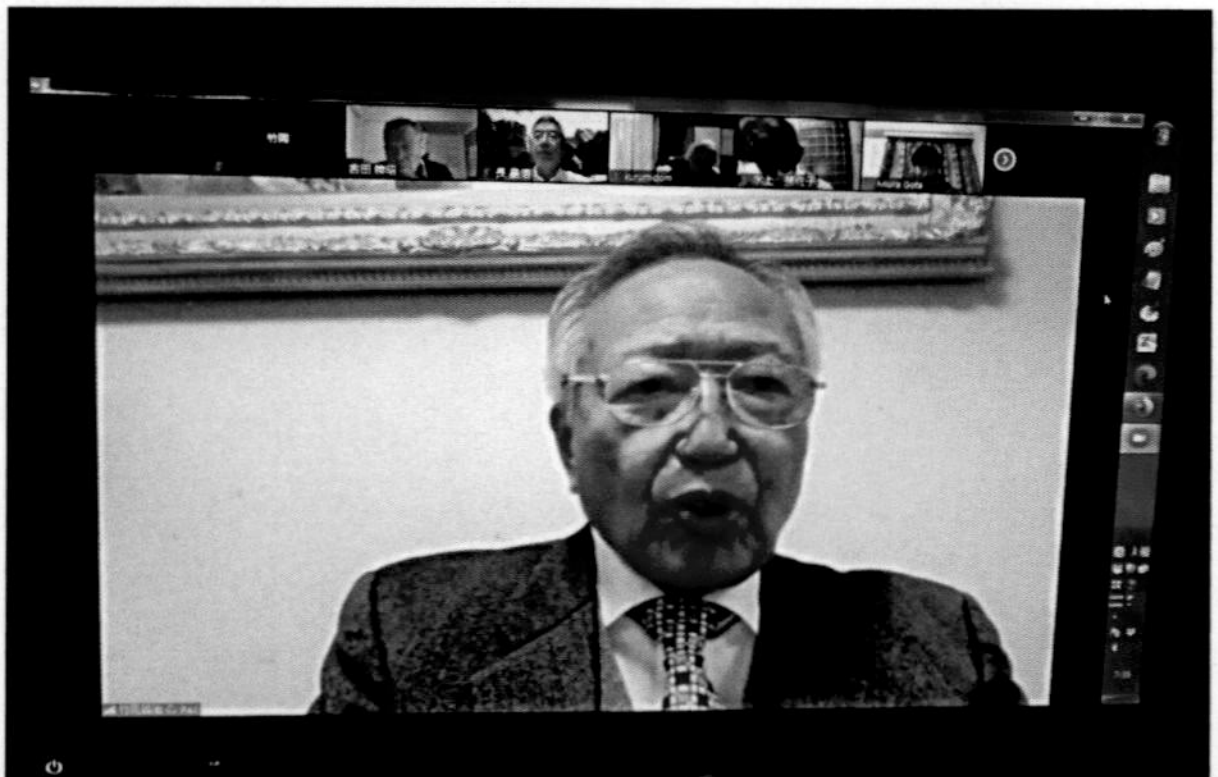
オンライン講演の様子

りまして、私のクリニックの主治医の中田秀二先生によれば「3回、がんになって、元気でいるのは珍しい」とのことで、これをテーマにお話させていただこうと思っておりました。

そうしておりますと、今年、4回目かもしれない事態となりました。

声が出にくくなりまして、診てもらったところ、声帯にポリープができていることがわかり、4回目のがんかもしれないから手術が必要との判断が下りました。

幸い、慈恵医大の耳鼻咽喉科、頭頸部腫瘍専門外科医の結束寿（けっそく ひさし）先生が執刀してくださって、きれいにポリープを切除していただきました。

切除したポリープも検査で良性とわかり、事なきを得ました。

こうした体験をした私にとって大きかったのは、1度目のがんになった後にクリニックを立ち上げて、そこでの白澤卓二先生とその健康長寿の理論との出会いです。先生は、今は白澤抗加齢医学研究所所長、お茶の水健康長寿クリニック院長等をされておりますが、当時は、加齢制御医学専門の順天堂大学大学院教授でした。

そこから、先生の理論の骨子である「食事・運動・生きがい」の充実のために、実践・普及する人材の養成を目指して、一般社団法人のALCO（アンチエイジンググリーダー養成機構）を作って十数年になっております。

先生には、今日のこの会にも参加いただいておりまして、後で、お話をいただきたいと思っております。

さらに、白澤先生がエベレスト登頂等で有名な三浦雄一郎さんの主治医であったことから、雄一郎さんとそのご子息である三浦豪太さんとの親交もできて、一緒にエベレスト街道を歩いたりするようになりまして、「大人の探検学校」として豪太さんをリーダーに、皆んなでワイワイと山歩きなどを楽しむ豪太会（会長・牧野頴一氏）という集まりも続けております。

今日は、こうして3度、4度と、がんとがんの疑いを経験しながら、こうして元気に活動できている私の「健康長寿の秘訣」を、これまでの活動を振り返りながらお話しさせていただきたいと思います。

それと、もう1つお話したいことは、このコロナ感染症の世界的な広がりについての、私なりの考察です。

原爆から始まる蘇生と報恩の人生

私は、以前からお話ししておりますとおり、広島の出身で、祖母と母は原爆の被爆者で、そのために、物心ついた頃の私の一家は、悲惨でした。

祖母は、当時、陸軍病院の看護師長でしたが、爆心から2キロ圏内で被爆して瀕死の重傷を負って、寝たきりの状態でした。

その祖母から、私はずっと長男だと思っていたのですが、実は次男で、長男は真っ白いきれいな赤ん坊だったのが、生まれて18日目に原爆症のために真っ黒になって亡くなったと聞き、驚愕したことを覚えています。

母もまた、祖母を捜して1週間、爆心地を歩き回りましたから、原爆症を患っていました。

父は、そんな家庭の状況に自暴自棄となって、酒乱となっていました。

私も小学校に上がるまで、原爆に起因して髪の毛が1本も生えていませんでした。

そんなこんなで、家の中はひどい状態でした。

そんななか、祖母が創価学会に入り、不自由な体ながらも明るくなっていく姿を見て、その後、一家で入会して、我が家は蘇生しました。

母は、被爆体験の語り部として、修学旅行生に体験を語るなどして、平和貢献の使命の人生を歩むようにもなります。

私は、創価学会とそのリーダーである池田大作先生のおかげで、今日の私があると思っております。

昭和42年（１９６７年）に祖母は亡くなるのですが、その年、大学進学で上京する時、母は私に向かって「池田先生のところに兵隊にやるんだから、帰って来なくていい」と、送り出してくれました。

本来なら一番、頼りとする、たった1人の男子を「帰って来なくていい」とは、相当な覚悟での送り出しだっただろうと思います。そんな母の思いを胸に、池田先生への報恩の人生を歩んでいます。

（詳細は竹岡誠治公式ウェブサイト「SUN-LOTUS.COM」MESSAGE「ヒロシマの宿命を使命にかえて」の項を参照ください。以後、竹岡誠治公式ウェブサイトのMESSAGE参照の際は「MESSAGE」とする）

コロナ禍と大いなる存在からの意志

それで、創価学会の信仰の根本には日蓮大聖人の教えがあって、若い頃から研鑽を続けてまいったわけですが、コロナ禍に見舞われた今年、どんな意味がこれにあるのかと、その教えに照らして考えてみました。

日蓮大聖人が、文応元年（１２６０年）、39歳の時に著された『立正安国論』をひもときますと、大地震が起こり、暴風雨、飢饉、疫病が流行るなか、大勢の人が亡くなって路上に放置され、骸骨がいたるところに見られるという鎌倉時代の当時の世相が記されております。

その描写は、まるで今日の世界の様相と符合していると、私は思いました。

立正安国、つまり「正しいものを立てて国を安んずる」に言われる「正しいもの」とは、この場合、法華経のことですが、正しい教えに基づいて、正しい生き方に皆が改めなければ、さらなる災禍、すなわち内乱が起き、他国から攻められることになると、警告が発せられています。

この日蓮大聖人の相伝書の1つに『産湯相承事（うぶゆそうじょうのこと）』があります。

日蓮大聖人は、弘安5年（1282年）に亡くなるのですが、その前に、一番の弟子である日興上人に口頭で伝えられたものがあり、それを日興上人が記録したものがそれであるとされています。＊（巻末付録の注を参照）

そこには「久遠下種の南無妙法蓮華経の守護神は我国に天下り始めし国は出雲なり、出雲に日の御崎と云う所あり、天照太神始めて天下り給う故に日の御崎と申すなり。」との一節があります。

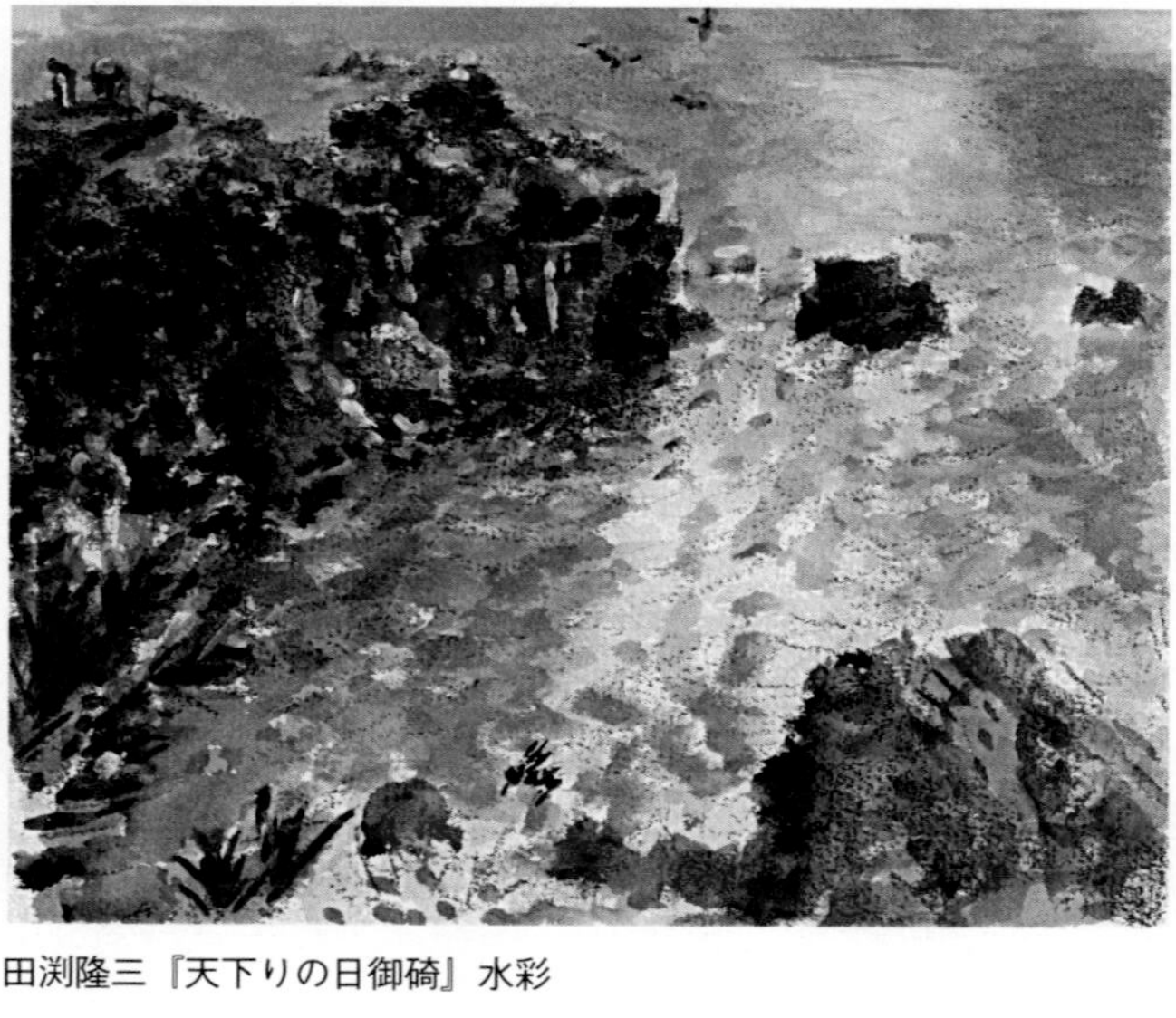

田渕隆三『天下りの日御碕』水彩

この文言を、後でお話ししますが、私の尊敬する田渕隆三画伯から聞きまして、今日も参加されておられますが、当地の財団法人、人間自然科学研究所の小松昭夫理事長の誘いもあって、8月24日に出雲の日御碕に田渕先生と共に行ってまいりました。

要するに「久遠下種の南無妙法蓮華経の守護神」として天照太神が位置付けられており、さらに「十羅刹と天照太神と釈尊と日蓮とは一体の異名」とあります。「十羅刹」とは、法華経（陀羅尼品第二十六）において法華経を信じ弘める人を守護することを誓った10人の女性の鬼神を指します。

一方で、思い立って『旧約聖書』を読み返してみました。

というのは、そこには、次から次に疫病が流行し、イナゴやバッタが大発生して飢饉が起こる、それに、ノアの方舟に代表されるような大洪水が発生する、他国から攻められて土地を失う、一所懸命信仰に励む人であっても不治の病で苦しめられるというふうに、これでもか、これでもかという具合に、『立正安国論』と同じともいえる災いの様子が書かれてあるからです。

「産湯相承事」にいう「久遠下種の南無妙法蓮華経」とは宇宙根源の大いなる存在の事であります。それを、サムシンググレートといったり、聖書では神、ゴッドであり、仏教では仏であり、儒教等では天であり、ありとあらゆる名で呼ばれて、目に見えないけれども、われわれに作用し動かしている根源の力というものがあって、コロナ禍を通して、それがわれわれに何か大切なことを伝えようとしているのではないかということでした。（同様の考察を2020年9月17日、様々な宗教、宗派の各リーダーが集う神戸平和研究所で発表しました。全文を巻末付録『立正安国論』と『産湯相承事』にみる〝神〟の意志とは」に掲載しておりますのでご覧ください。）

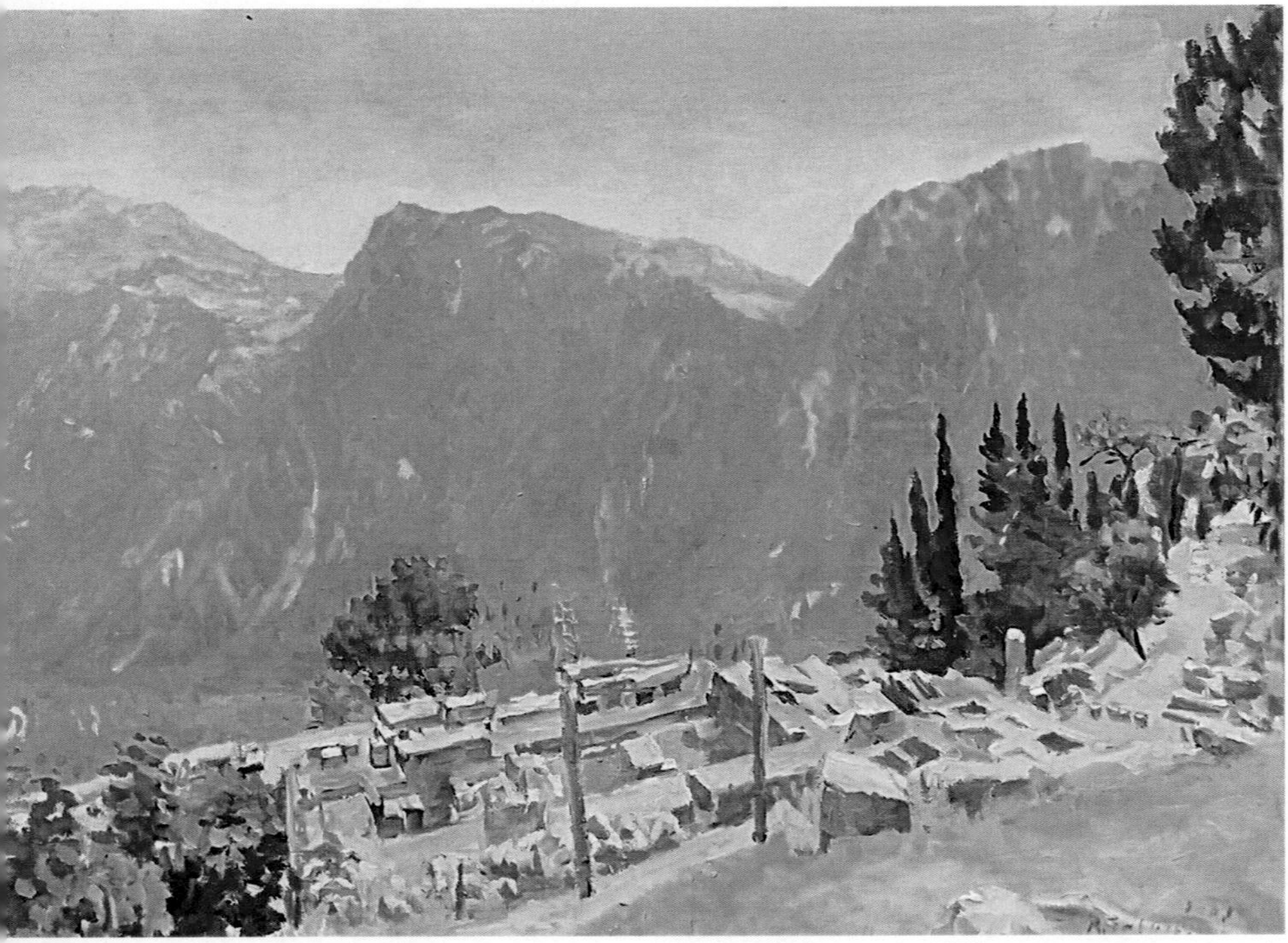

田渕隆三『デルフィ』 油彩 P20＋P20 2003年

それが、われわれに何を伝えようとされているのか、私はこの半年、朝晩の勤行で南無妙法蓮華経を唱えて皆さまの健康を祈りながら考えたことを、健康長寿の方法に加えて、今日は、発表させていただこうと思います。

これからの我が人生と目標

そこで、結論を先に申し上げますと、最終的にはそれぞれがお決めになることであると思いますが、私は私なりに、目に見えない大いなる存在は私に何をせよといわれているのか、さらには私の今後、取り組むべき項目として次の7つを掲げました。

1、田渕隆三画伯の美の芸術が、新しいルネサンスを開く

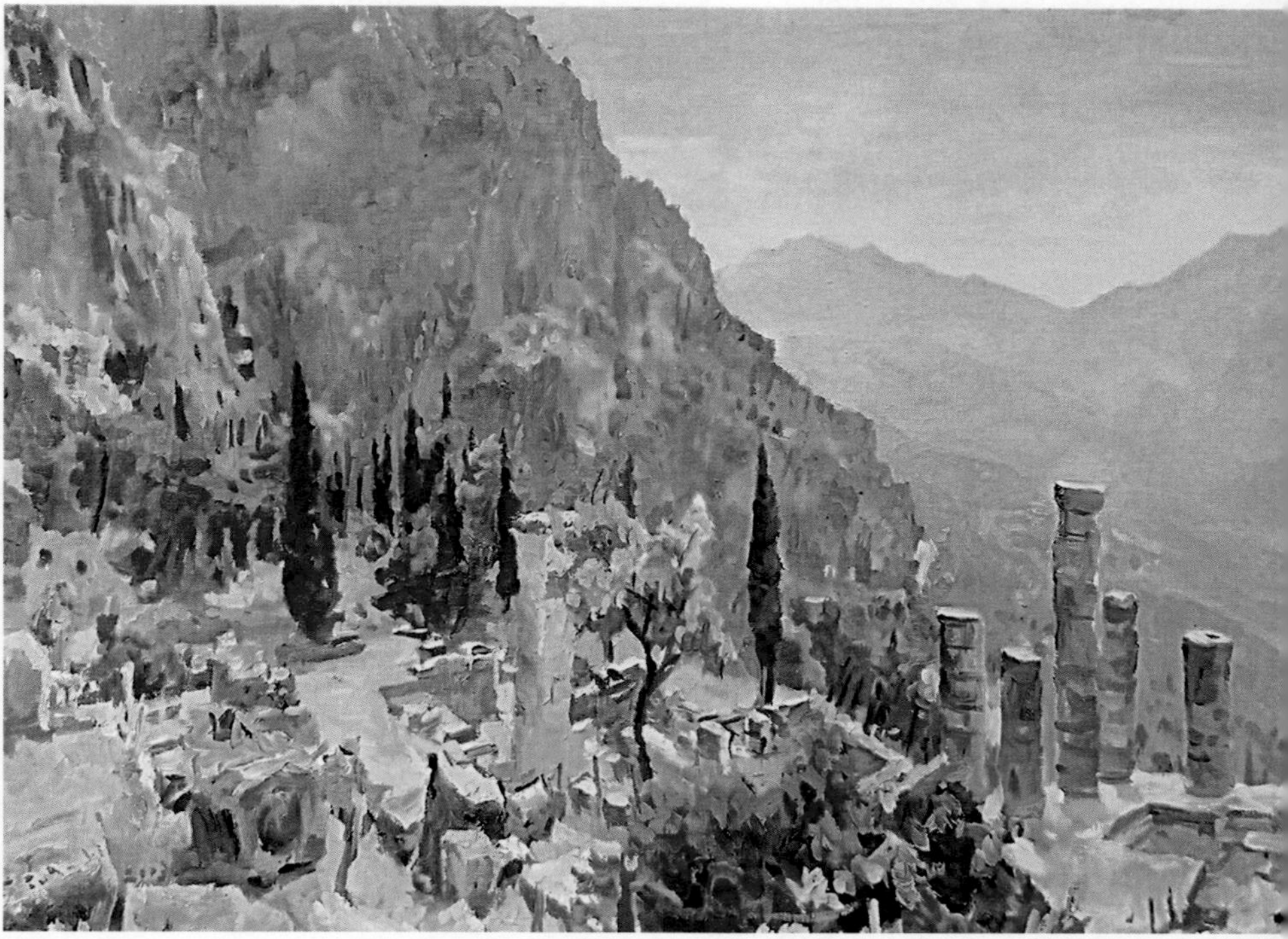

私は、平成16年（２００４年）に無実の罪で逮捕され、22日間、拘置所に拘留され取り調べられました。後で振り返れば、これは、自民と公明を結びつけた関係者の1人であったことを淵源とする国策捜査であったと思います。

当然、不起訴となりましたが、長期の拘留と厳しい取り調べによるストレスで、私は食道がんを発症しました。これが私にとって1度目のがんです。

ところで、その勾留中、もうダメかと気力が途切れようとした時に、田渕隆三先生の絵が救いとなりました。それは、差し入れられた本のグラビアの絵で、ギリシャの聖地、デルフィを描いたものでしたが、新しい命が吹き込まれる思いがして、私の権力に対する闘争心を復活させてくれました。

絵によって留置場の中で私の命が蘇ったことへの恩返しとして、第1番目に田渕隆三先生のことを挙げました。

２、サンロータス研究所の活動（文書番号を付けた法華経の完成）の推進

平成23年（２０１１年）に私どもが設立した一般社団法人サンロータス研究所では、先日も、朝飯会の梛沢成明先生の本『くるみーの世界』を出させていただき、これまでも、いくつかの書籍を作ってまいりましたが、そもそもの研究所の設立理由は、法華経の研究にありました。

法華経は「諸経の王」といわれ、いずれの宗派であれ最重要と位置付けられる仏典ですが、世に出回っているものを見ると、どれも不完全といわざるを得ないものばかりです。

そこで、わが研究所は、完全版を出すことを目指したわけですが、研究所に集った一人で校閲の第一人者である五味時作さんの提案で、聖書のように経文に文書番号を付けようと、なりました。

聖書（『新約聖書』）の場合、例えばマタイ伝第５章39節といえば「だれかがあなたの右の頬を打つなら、ほかの頬をも向けてやりなさい」（『口語　新約聖書』日本聖書協会より）という有名な一節が出てきます。この文書番号は、どの言語の聖書でも同じにしてあるので、言語が違うどうしでも内容を共有することができます。

一方、法華経には、28品の番号はありますが、各経文に番号を振ったものはありませんでしたから、この番号を付けて、各国語訳にも共通の番号が振られるようになれば、世界の法華経の普及・研究に大きな便宜を与

えることとなります。
例えば法華経の方便品第二の1・1といえば、釈尊の法華経説法の第一声になります。「お前たちは頭がいいと思っているかもしれないが、お前たちには仏法の本質は、わからない」と、弟子のうちもっとも頭の良いと評判であった舎利弗の脳天をぶち割った場面が出てきます。（詳細はMESSAGE「仏教経典を俯瞰して 特に法華経の第一声とは」の【後編】末尾、「法華経の釈尊第一声」の項をご覧ください）
「文書番号を付けた法華経の完成」を掲げたのは、こういった理由からです。
一昨年（2018年）にパイロット版『妙法蓮華経 開結』を既に出しておりますから、これにさらなる校訂を加え、索引や資料等を付して完成となります。

3、ALCOの発展による健康寿命の延伸

健康長寿の理想として、三浦雄一郎さんがおられます。田渕画伯には、健康長寿の目指すべき象徴として三浦雄一郎さんの胸像を制作いただいておりますが、雄一郎さんの生き方に倣い、白澤先生の提唱される「食事・運動・生きがい」を実践・普及するA

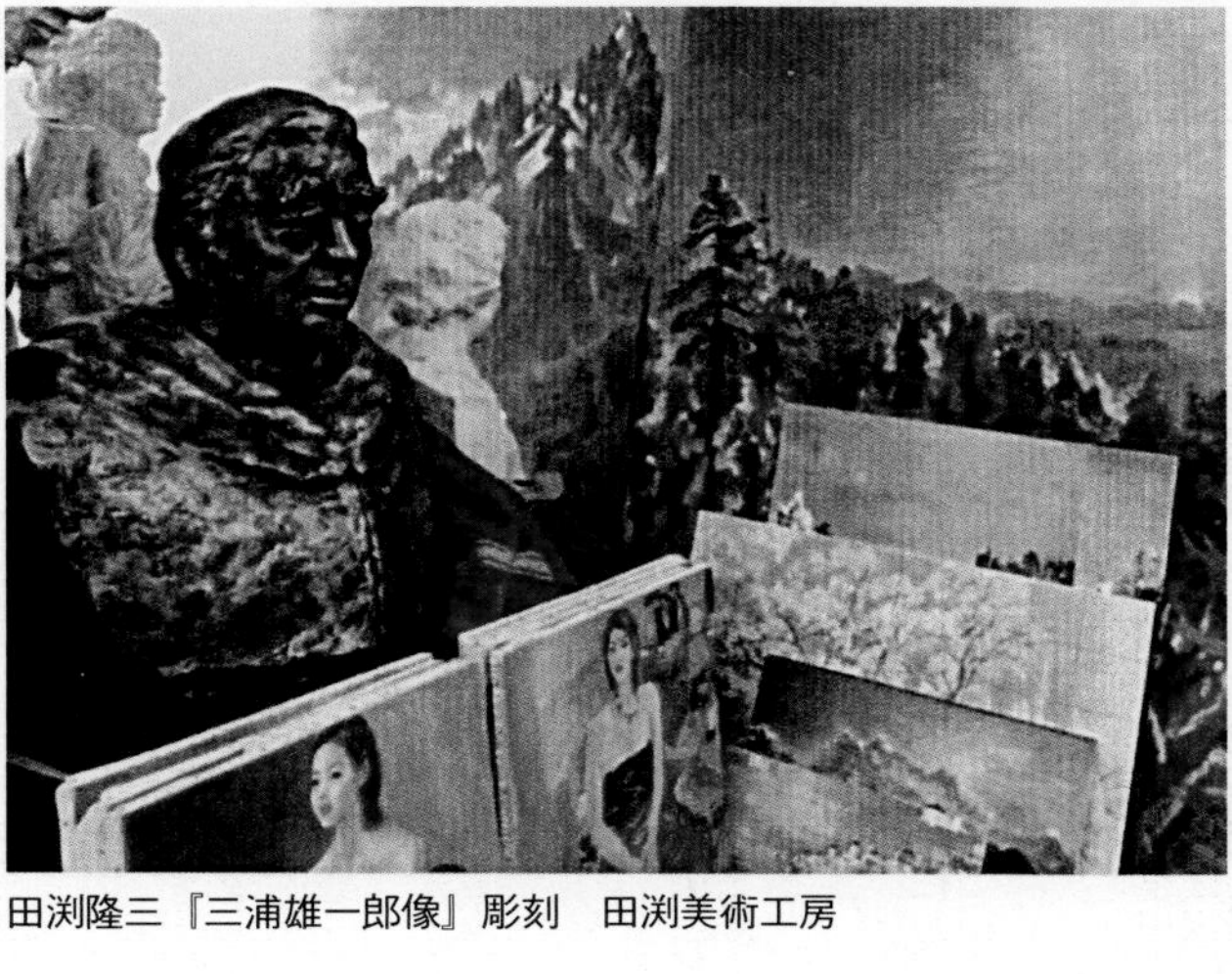

田渕隆三『三浦雄一郎像』彫刻　田渕美術工房

ＬＣＯ（アンチエイジングリーダー養成機構）を発展させてまいります。

4、データヘルス研究会の充実（呉方式の横展開）

この会にも参加されている広島の株式会社データホライゾン代表取締役社長、内海良夫さんが中心に、レセプトを点検して予防医療に寄与するとともに、医療費の適正化に役立てることを目的に活動しているのがデータヘルス研究会です。

レセプトとは、健康保険の保険者に請求する診療報酬の明細書のことで、これを分析すれば、患者さん個々の健康状態や病気の状態、さらには地域の傾向までが明確になって、的確に政策が打てるようになるのです。

11月26日に、データヘルス研究会および医療ビッグデータ活用協議会として、データヘルス推進議員連盟会長でもある田村憲久厚生労働大臣のところにうかがって、今後の取るべき方策についてお話を聞いていただきました。

コロナ禍の大変ななか、厚労大臣が時間を割いてくださるとは、

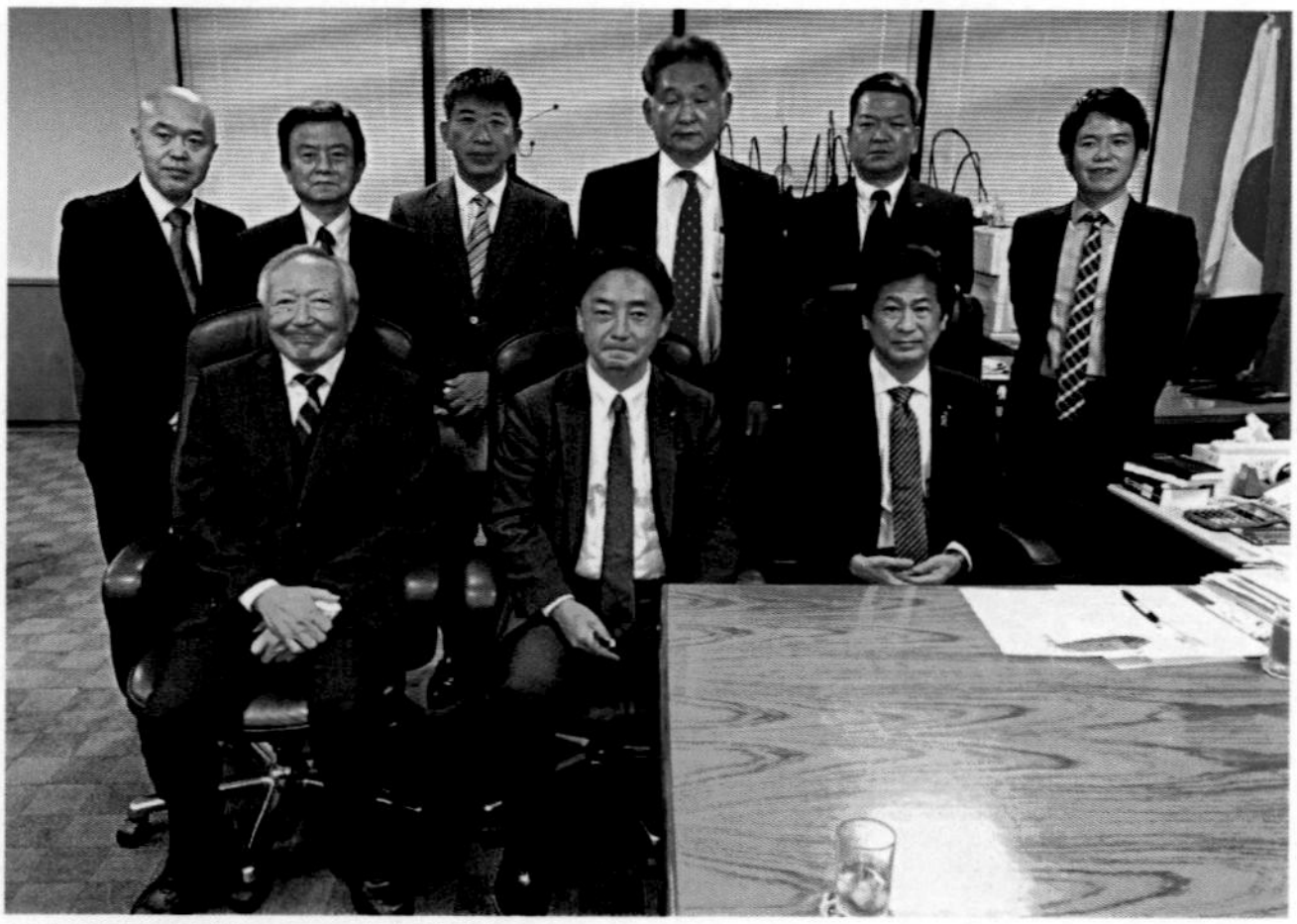
田村厚生労働大臣（前列右）と

この会合の重要性がわかると思いますが、その席では、まず第一に重症化予防を指導する専門職の人材育成と医療ビッグデータ活用のフォーマットの必要性等を要望させていただきました。

その時の出席者は、データヘルス推進議員連盟から、議連副会長で衆議院議員の後藤田正純先生、同じく議連副会長の斉藤鉄夫先生が小選挙区広島３区から出馬となったために代理で議員秘書の小堀信明さん、医療ビッグデータ活用協議会からは、協議会会長でデータホライゾン社長の内海さん、協議会座長で株式会社ＮＴＴデータからデータホライゾンに出向されている濱宏一朗さん、協議会委員として新しく加わった株式会社ＤｅＮＡ執行役員ヘルスケア事業部長でＤｅＳＣヘルスケア株式会社代表取締役社長の瀬川翔さん、企業の福利厚生を業務とする株式会社ベネフィット・ワンの代表取締役社長、白石徳生さん、そして、白石さんのところで執行役員として活躍されていて、今日、参加されています河原章さん、それからＴ＆Ｙ株式会社から協議会事務局長として私と、協議会事務局員として清水英夫さんです。

なお、協議会委員でＤｅＮＡのＣＭＯ（最高医療責任者）およびＤｅＳＣヘルスケア代表取締役の三宅邦明医師は、同じ省内で、別会合のため別室におられました。

ともかく、先ほど申し上げた内海さんの開発した解析技術は、広島大学（大学院医歯薬保健学研究院成人看護開発学）の森山美知子教授など関係者の協力を得て、広島の呉市で20年間にわたって実績を上げており、これによって例えば、個々に適切な食事指導や生活指導を行って、糖尿病の重症化を防ぎ、人工透析となる人を出さないようになってきています。実際、呉市では３年間、補足した方々から人工透析になる人を１人も出さずに済んだという実績を上げています。

これを受けて、安倍政権の時に「レセプトは宝の山である」と認められ、その横展開（全国展開）が図られるようになってきましたので、これについても、さらにしっかり取り組んでまいります。（データヘルス計画の詳細についてはMESSAGE「大人の探検学校　ホノルルマラソン完歩記」の末尾から5項目「レセプトを活用する呉市」以降、およびMESSAGE「チームT&Yの今後の取り組みについて」の7項目目「骨太方針にデータヘルス計画」以降をご覧ください）

5、ゴルフにおけるエージシュートの達成と『ゴルフこそわが人生　イサム八十三歳の挑戦』の出版

ゴルフは、以前にも申し上げたことがありますが、健康法としても有効で、素晴らしい出会いがあることからも好んでやっておりますが、エージシュートというのは1ラウンド（18ホール）のストロークプレイを年齢

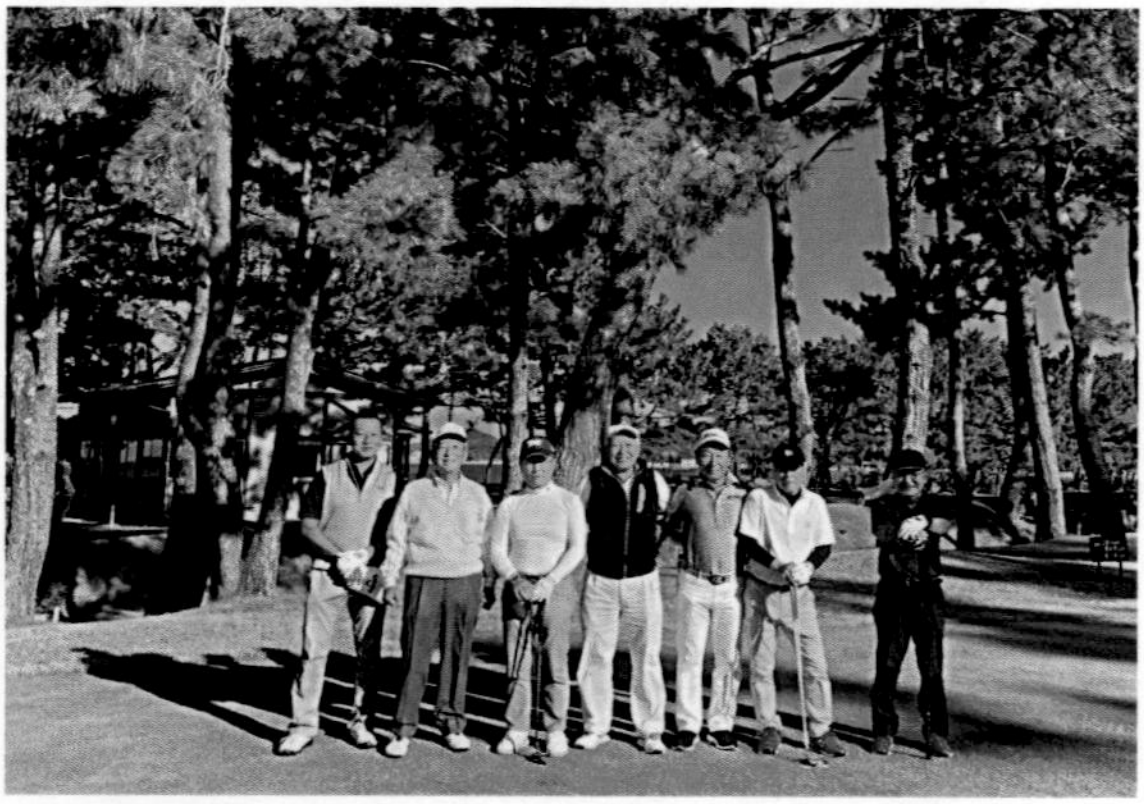

清水勇さん（右から２人目）と（下関ゴルフクラブにて）

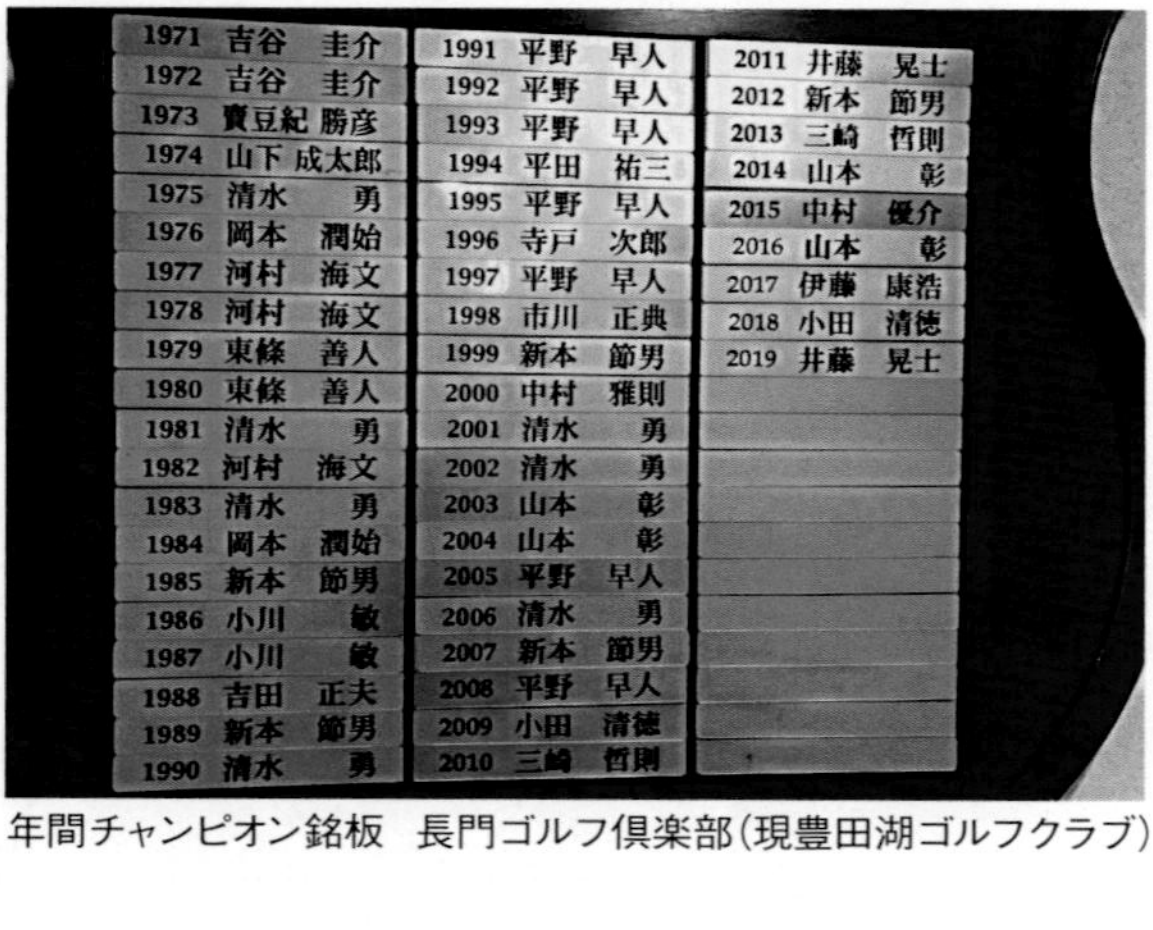

年間チャンピオン銘板　長門ゴルフ倶楽部（現豊田湖ゴルフクラブ）

以下の打数でホールアウトすることをいいまして、私は72歳になるので、72以下で回ることが目標となります。

現実には、まだ難しく、当面、75から76を目指そうと思っております。

それで、私がゴルフの師匠と考えている清水勇さんという82歳（１９３８年生まれ）になられる方が山口県におられまして、この方の本『ゴルフこそわが人生』を出させていただこうと思っております。（２０２１・11・19　地球ゴルフ倶楽部・山口の総会を記念して。別冊ゴルフ読本と共に刊行しました。）

この清水さんを私に紹介してくださったのは、松浦正人先生で、山口県の元防府市長で、元全国市長会の会長です。松浦さんと清水さんはこれまで何回もアマチュアの大会に出場されております。

清水さんは、37歳（１９７５年）から68歳（２００６年）までに、所属したクラブで7回、クラチャン（年間チャンピオン）に輝いた人です。その他、平成18年（２００６年）の第13回日本ミッドシニアゴルフ選手権優勝など、著しい成果を上げられており、エージシュートも70回以上達成されております。

6、コロナ禍の無事終息と安穏

順番が後になりましたが、今は何よりも、コロナ禍の終息が重要です。

これなくして、自由に人に会い、自由に国内や海外に出かけて行って、大切な活動ができませんから。

7、丸の内朝飯会の皆さまと中斎塾の皆さまのご健勝今日、参加されている丸の内朝飯会の皆さまは、重要な働きをされている大切な方々です。

同様に、私が参加させていただいている勉強会に、中斎塾フォーラムという一般財団法人があります。本部は群馬県太田市にあり深澤中斎先生が塾長をされています。群馬と東京で毎月一回勉強会が行われ、私は東京フォーラムのメンバーです。

中斎塾フォーラムは「論語を現代に活かす」をテーマに『知足』（足るを知る）という名の季刊誌が発行されています。

これからの日本に大切な方々ですから、併せて中斎塾皆さまのご健勝をしっかり祈ってまいります。

新たな課題

以上、これらに関わるなか、さらにいくつもの新たな課題も見えてきております。

例えば、大災害が起こった時に、東日本大震災の時もそうでしたが、

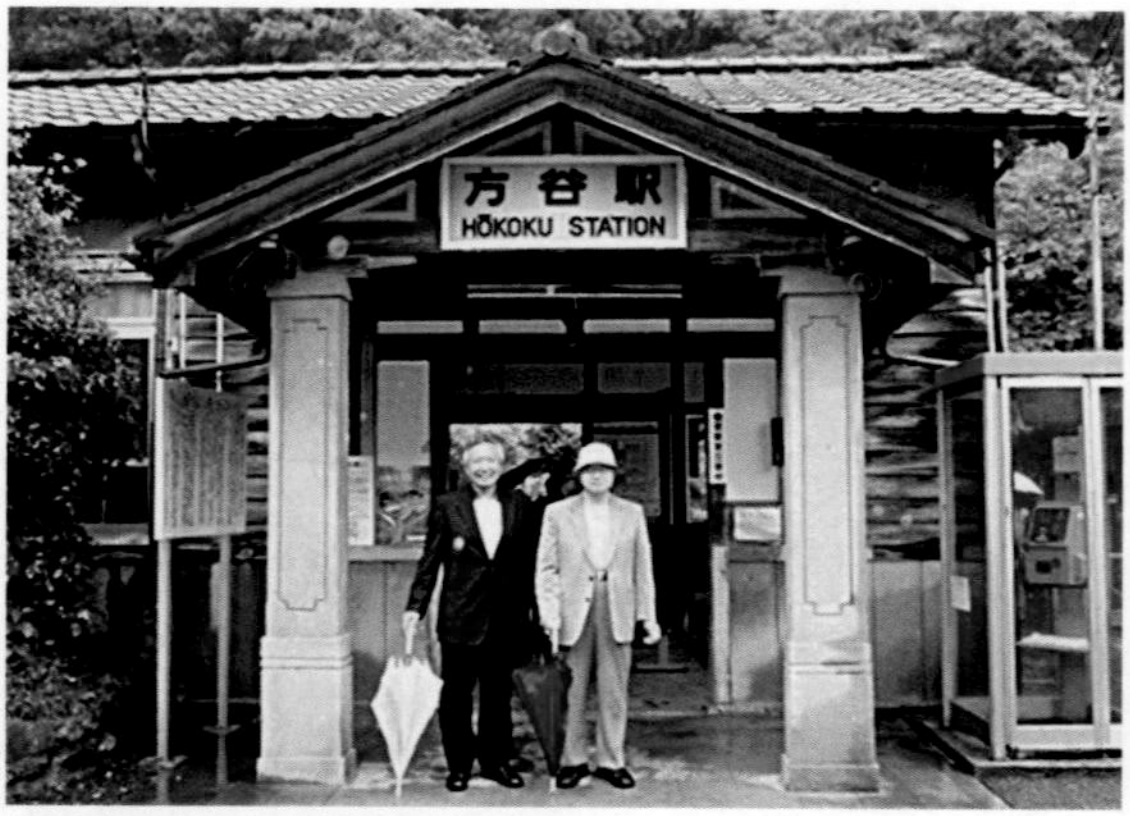

深澤中斎先生と（伯備線方谷駅）

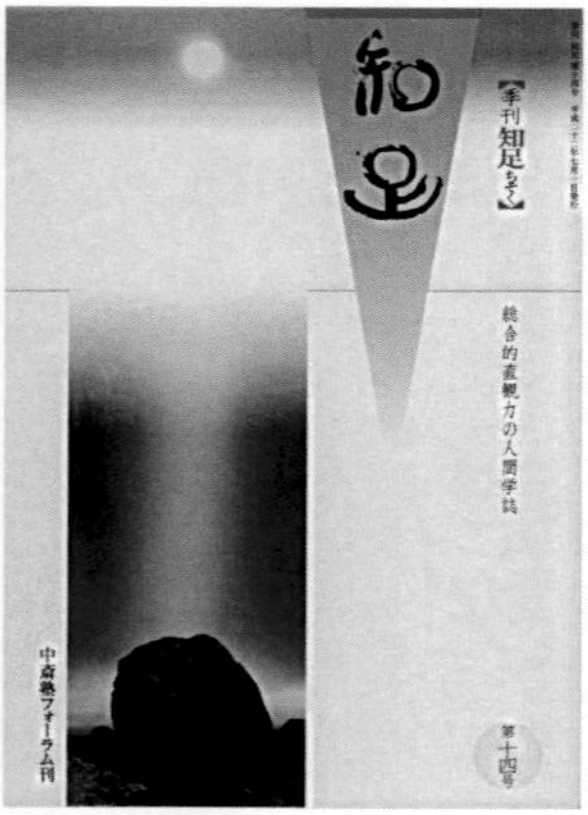

『知足』表紙

たくさんの帰宅困難者が出ます。その支援をできるような仕組みを作ろうととされているのが、釧路から来られている伊藤正志さんです。また、災害で家を失った方への住居として、トラックで運べるムービングハウスの普及の提案をされている京都の大田勝彦さんなど、松浦先生にご紹介いただいています。

また東海医療グループの西畑靖さんからは、株式会社ライフケアの代表取締役で、もともと介護予防分野の専門家である一谷勇一郎さんをご紹介いただきました。一谷さんは、知り合ってから衆議院兵庫1区で維新の会からの予定候補となった方で、今日もこの会に参加されております。小豆島の木村尚和さんらを中心にした病院船のプロジェクトの紹介をいただくなどしています。

これら様々な課題も、目に見えないサムシンググレートなるものが、私にやれと命じているのではないかと捉え、今後の取り組みとして一所懸命やろうと考えております。

そうこうしていると、先ほど申し上げましたが、データヘルスの推進に尽力されている公明党の斉藤鉄夫さんが、これまで比例中国ブロックだったのが、小選挙区の広島3区から立つことになりました。広島3区には、私の母の住所が入っています。

これは、私にもう一度、自公の関係を盤石にするために頑張れということか、さらには、一谷さんが維新から出るというなら、連立に維新を加えて、自公維、3党を束ねる民間の応援組織を作って日本を建て直せということなのか等と、考えております。

ともかく、このようにコロナ禍を機に、次々と課題が現れるのは「お前はもうちょっと皆のために働け」と叱咤されているのだと感じておりますので、結論である今後の私の人生の目標を、先に話させていただきました。

竹岡とその家族

それでは、順を追って私のことを話させていただきます。

私は、主な肩書を挙げると、現在、先ほど申し上げた一般社団法人ＡＬＣＯ（アンチエイジングリーダー養成機構）の常務理事、一般社団法人サンロータス研究所の代表理事、医療ビッグデータ活用協議会（データヘルス研究会）事務局長、そしてＴ＆Ｙ株式会社の代表取締役を勤めております。

１代目、祖母・國定リョウ

続いて、先にお話しした私の祖母、國定リョウを紹介します。

私は、小学校に上がる頃、この祖母から「誠治よ、お前は長男ではなくて、次男だったんだ」「頭に１本も毛が生えないのは、ツルツルなのは、ピカドンのせいだ」「ピカドンとは原子爆弾のことで、それが広島に落とされて

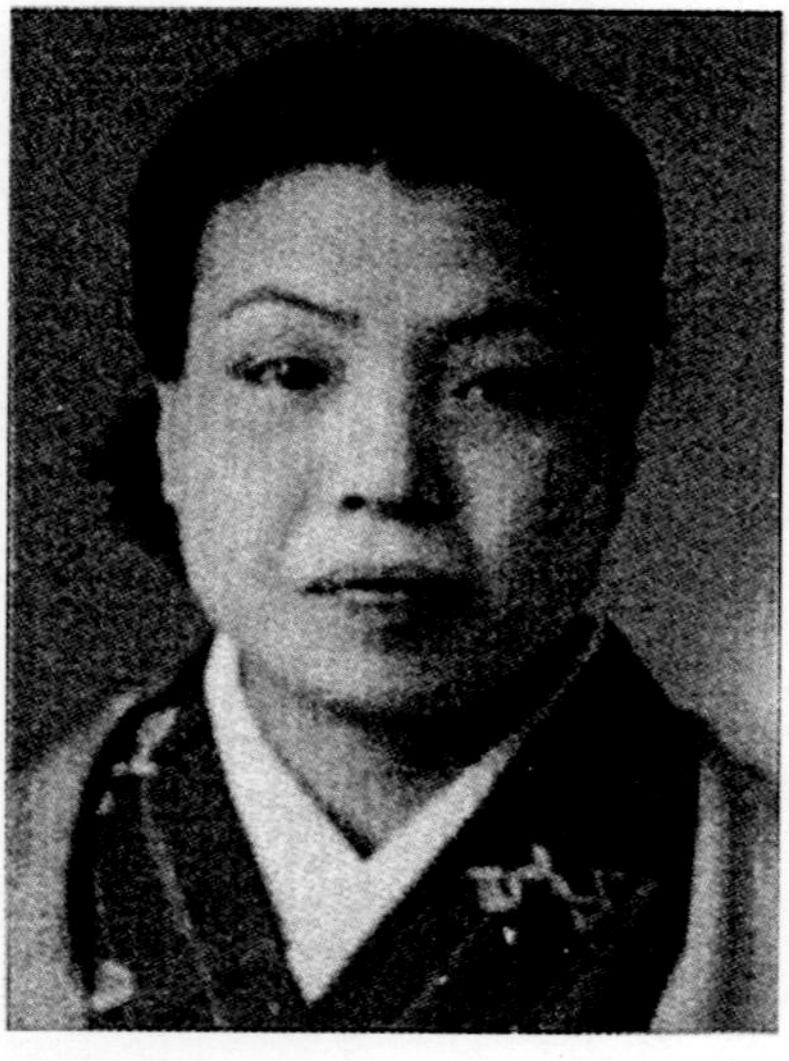

祖母・國定リョウ

街は全滅して、今も放射能に多くの人が苦しめてられている」と聞いて、かってないほどの衝撃を受け、「ピカドンとは何なんだ」と、子どもながらに核兵器について考え始めるようになったことを覚えています。

そして、祖母が初めて創価学会に入会し、池田大作先生によって我が家の蘇生が始まったわけで、祖母はその1代目ということになります。

昭和42年（1967年）私の上京の年、祖母は亡くなりますが、亡くなる前のこと、私が上京を巡って、経済的理由で父親が反対していることを気にしてためらっていると、祖母が「ワシの遺言じゃ！　東京に行け。池田先生に会えるのだから」と、強く勧めてくれました。それが追い風になって私の上京が実現となりました。

2代目、母・竹岡智佐子

生まれ変わった我が家の2代目は、私の上京の際「池田先生に兵隊にやるんだから帰って来なくていい。思う存分やりなさい」と送り出してくれた母、竹岡智佐子です。

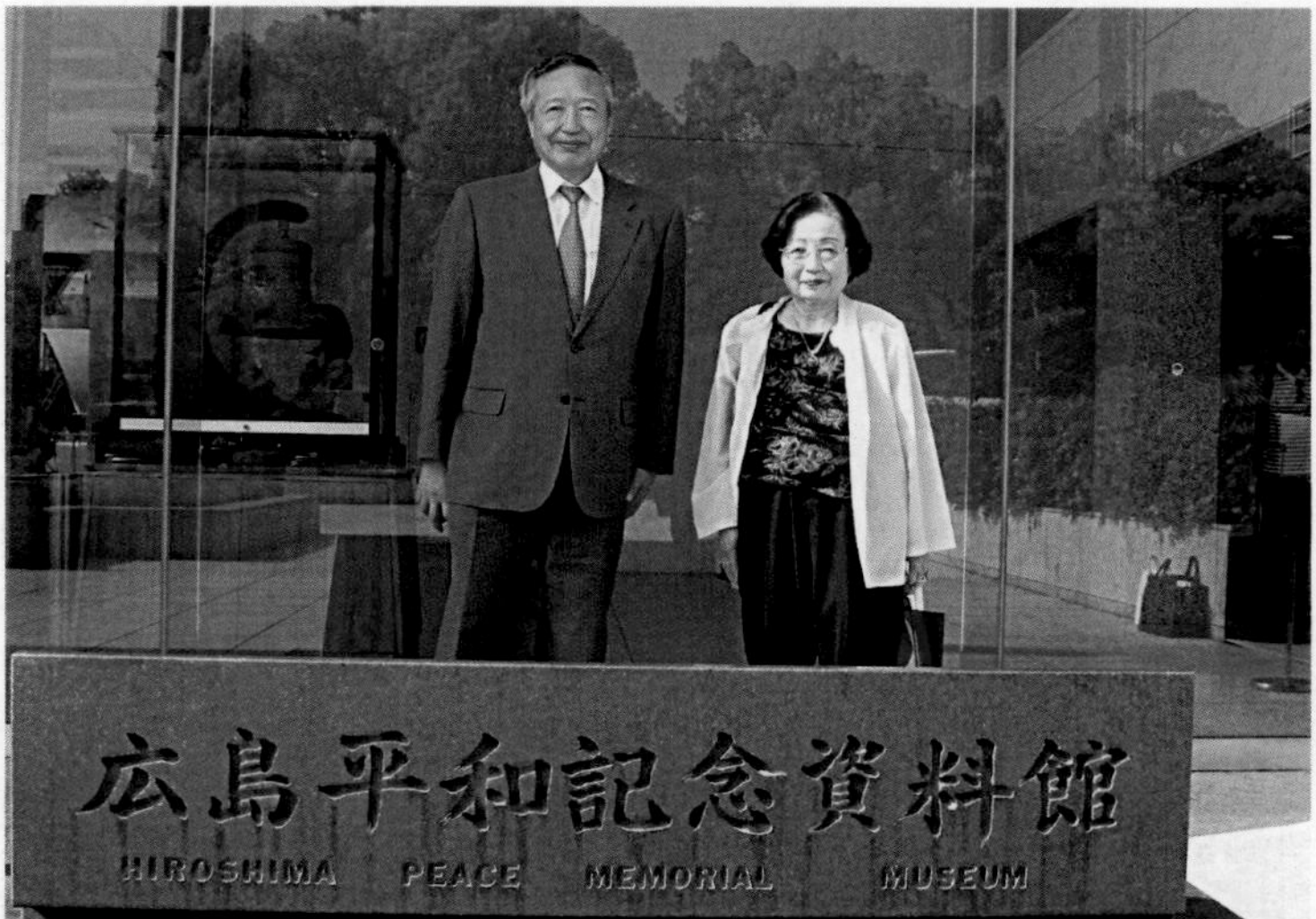

母・智佐子と　2009年撮影

先ほど申し上げたように、被爆体験の語り部をしております。今は、がんが見つかって、ちょっと入院しておりますが、92歳で現役の語り部です。意識もしっかりしており、今後、菅総理が広島に行くようなことがあったら、激励してもらうように頼むから、それを楽しみに元気でいるようにと、話しています。（母は本講演後の12月31日、他界しました。後注＊をご覧ください）

平成22年（２０１０年）には、母の被爆体験を綴った『ヒロシマの宿命を使命にかえて』（スピークマン書店）を出版しており、今も版を重ねていて、勧めもあって英訳本も出しました。

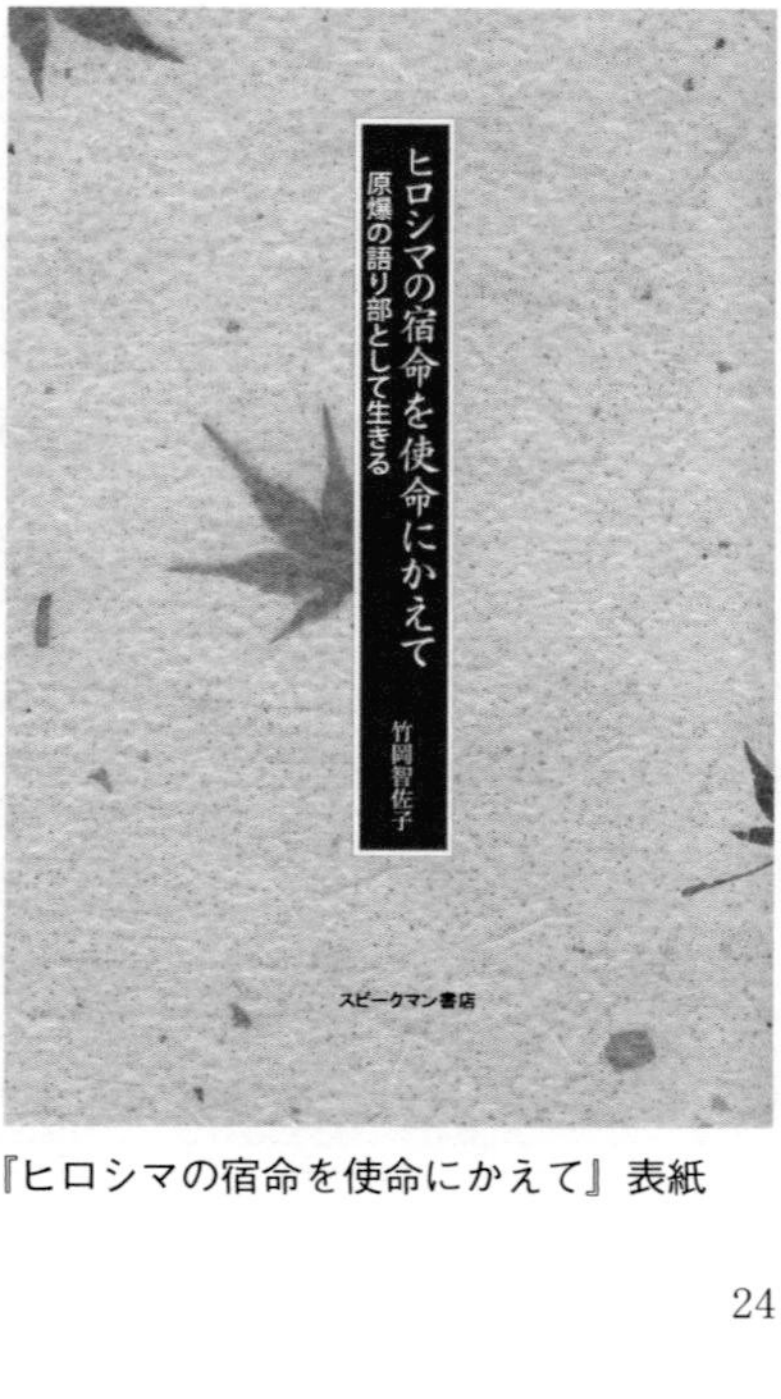

『ヒロシマの宿命を使命にかえて』表紙

ここに、母を中央に、向かって左に私の妹、東野真里子、右には妹の娘、東野絵美が写っている写真があります。妹とその娘は、母の意志を継いで、被爆体験の伝承者として活躍しており、我が家族は、母から3代にわたって語り部を務めております。

また、酒乱となって事あるごとに怒鳴り散らしていた父、竹岡清も、創価学会に入会し、見事に蘇生の道を歩むようになりました。その後のことは私事で恐縮ですが紹介いたします。

5代にわたる我が家族

そして、蘇生した我が家族の３代目に私がおり、加えて妻　茂子、妹　東野真里子とその夫　東野幸二がいます。続いて、今日もこの会に参加していると思いますが、私の長男　竹岡光城と妻　加代子がおり、また長女　北林伸子と夫　大作がおり、妹の娘　絵美が４代目として活躍しています。その上、５代目として長女の伸子には私の孫　北林香織や正輝が誕生し、長男　光城には長男　正城と次男　勝城が誕生しました。また、東野家では長男　正幸がみゆきと結婚し幸華が誕生し、長女　絵美は三本将人と結婚し煌翔が誕生しました。

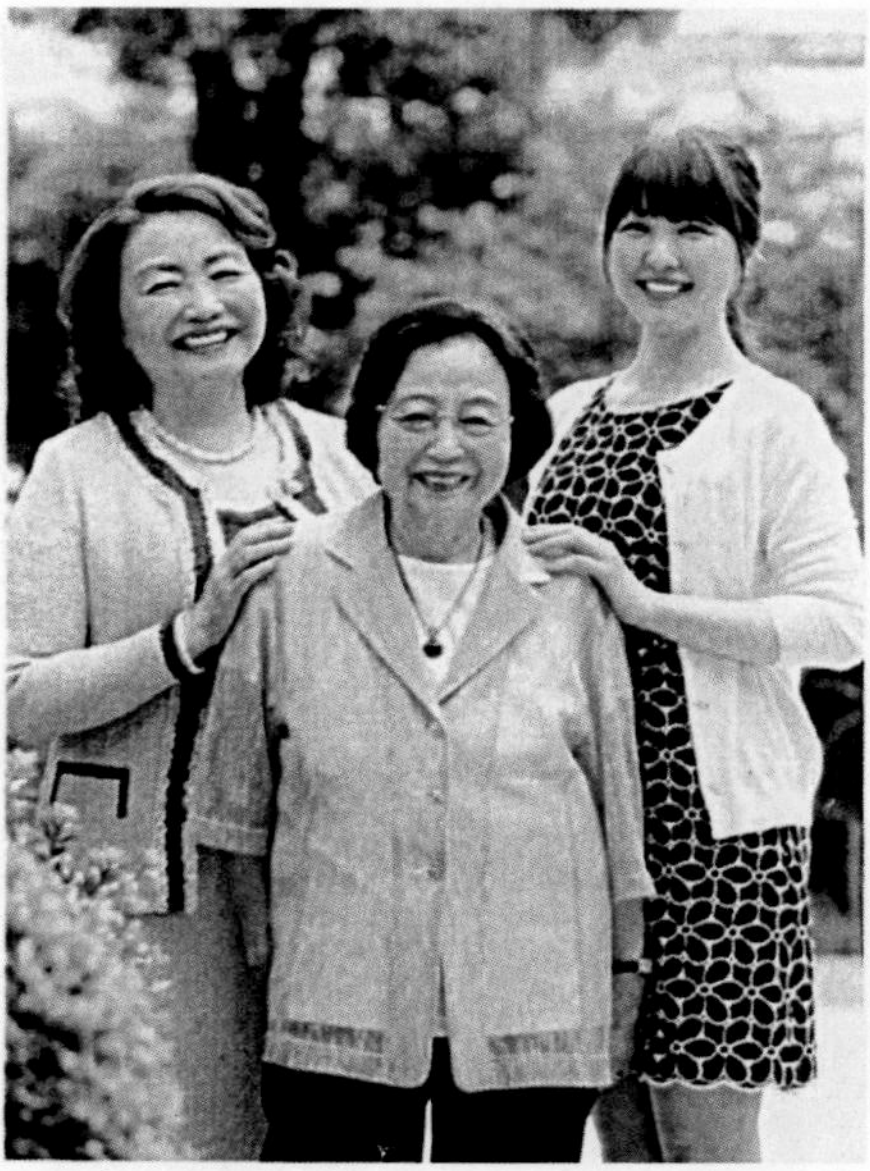

母と妹・東野真里子とその娘・絵美　撮影：木下清隆（2014 年）

死を免れたものの原爆によってボロボロとなっていた祖母が、創価学会と池田先生によって南無妙法蓮華経の信心に目覚めて以来、宿命を転換して、我が家族は5代にわたって使命の道を歩み、それぞれのロータスの花を咲かせるまでになりました。

自公連立の真実

12年前になりますが、私の還暦を記念して、それまでの半生をまとめ、後半生を期して『サンロータスの旅人』（天櫻社）を出版したのですが、その本を出すにあたって、元内閣官房長官の野中広務先生が、一文「発刊に寄せて」をくださいました。全文を私の公式ホームページ内のSUPPORTERS' VOICEに載せていますから、後でご覧いただければと思います。

そのなかで「何故、自民と公明が連立を組んだのか」について、書いてあります。

先ほど、平成16年（２００４年）の私の逮捕は、自公を結びつけた関係者であったことを淵源とする国策捜査ではなかったか、と申し上げましたが、自公連立には、何らかの不純な政治的動機がそこにあったからであるとの見解が、世間に根強く残っていたことが背景になってのことでした。

それに対して「真実を証言として残しておかなくてはいけない」と、一文を寄せてくださったのでした。

そこには「自公連立は、けっして自民党の延命のためではない。君が『公明党の支持母体は創価学会です。

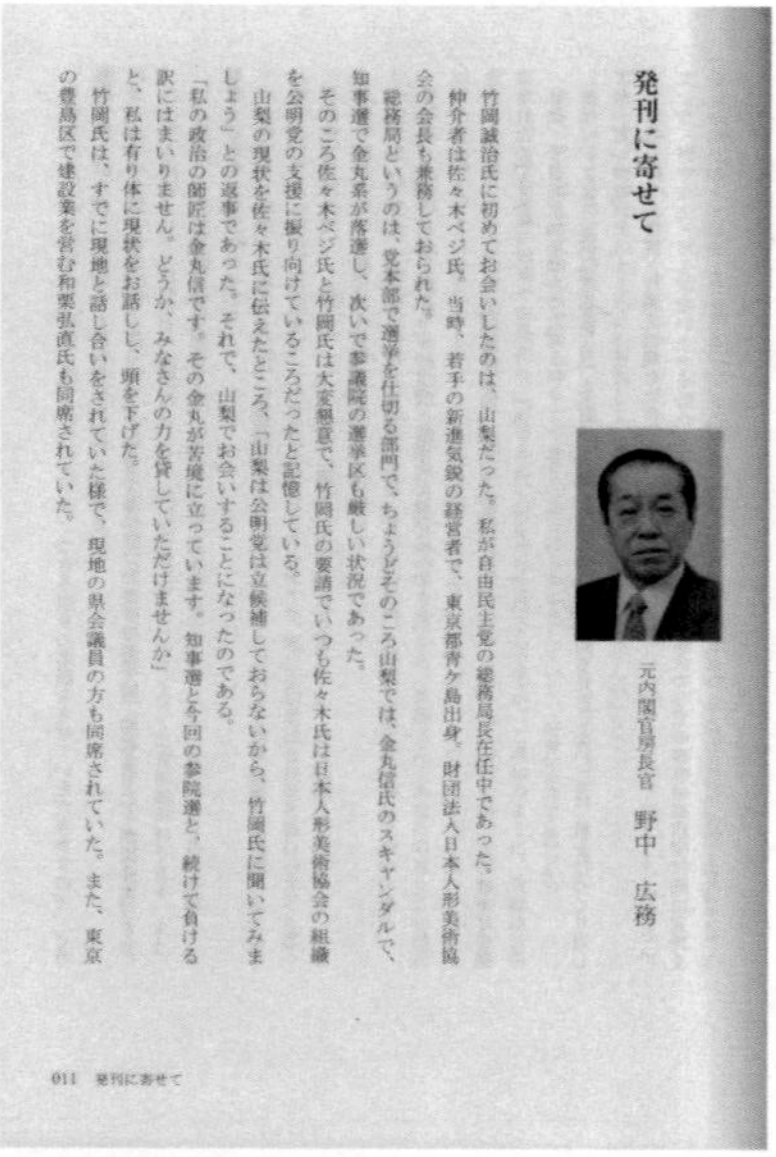

発刊に寄せて

元内閣官房長官　野中　広務

竹岡誠治氏に初めてお会いしたのは、山梨だった。私が自由民主党の総務局長在任中であった。仲介者は佐々木ベジ氏。当時、若手の新進気鋭の経営者で、東京都青ケ島出身。財団法人日本人形美術協会の会長も兼務しておられた。

総務局というのは、党本部で選挙を仕切る部門で、ちょうどそのころ山梨では、金丸信氏のスキャンダルで、知事選で金丸系が落選し、次いで参議院の選挙区も厳しい状況であった。

そのころ佐々木ベジ氏と竹岡氏は大変懇意で、竹岡氏の要請でいつも佐々木氏は日本人形美術協会の組織を公明党の支援に振り向けているころだったと記憶している。

山梨の現状を佐々木氏に伝えたところ、「山梨は公明党は立候補しておらないから、竹岡氏に聞いてみましょう」との返事であった。それで、山梨でお会いすることになったのである。

「私の政治の師匠は金丸信です。その金丸が苦境に立っています。知事選と今回の参院選と、続けて負ける訳にはまいりません。どうか、みなさんの力を貸していただけませんか」

と、私は有り体に現状をお話しし、頭を下げた。

竹岡氏は、すでに現地と話し合いをされていた様で、現地の県会議員の方も同席されていた。また、東京の豊島区で建設業を営む和栗弘直氏も同席されていた。

011　発刊に寄せて

野中広務「発刊に寄せて」（『サンロータスの旅人』掲載）

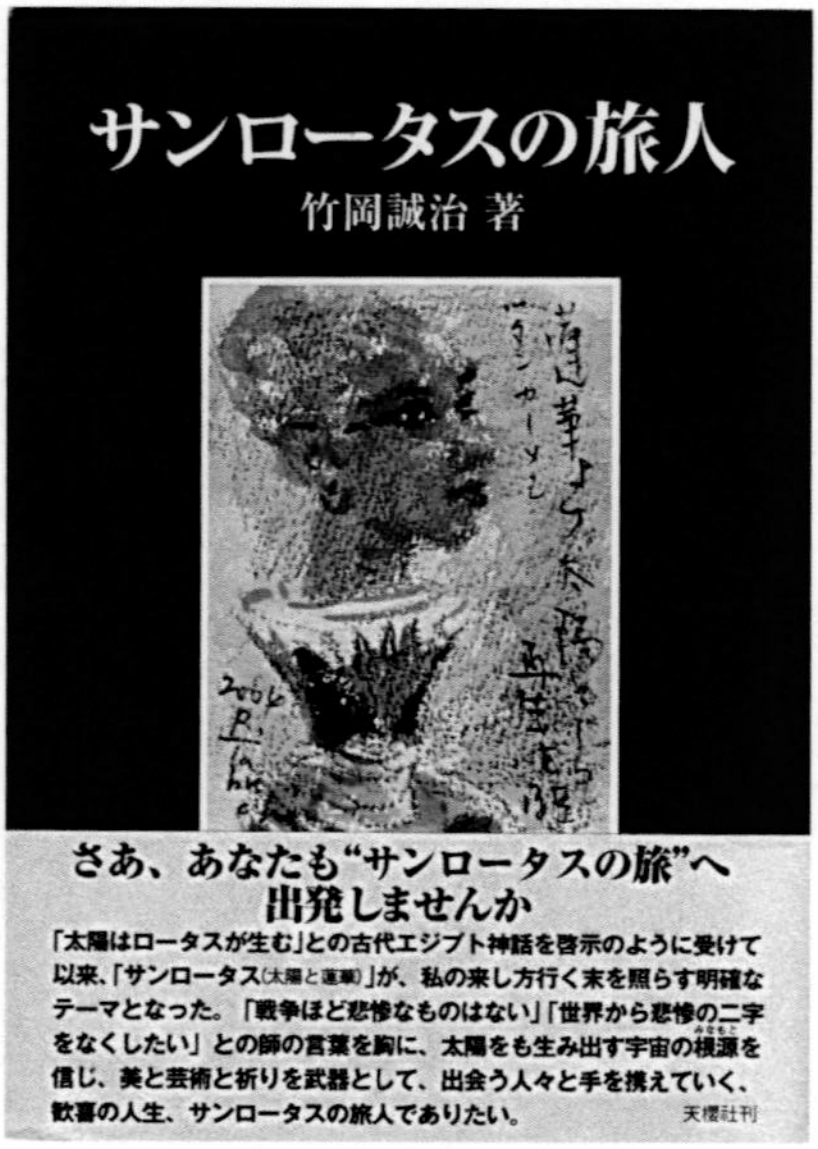

『サンロータスの旅人』表紙

創価学会には、池田先生が手塩にかけて育てた青年がおります。また、何よりも多くの平和を願う健全な婦人がおります。この青年、婦人と手を組んで、日本を良くしようではありませんか』と言ってくれた。それに応えたのだ。何よりも平和のための連立なのだ。」といった趣旨の証言が記されています。

私的な紀行文が主体で、民間の名もなき男の一書に、内閣官房長官を務めた人物の一文をいただくとは、大変不相応なことだと当時は思いましたが、今になって思えば、将来、原点を見失って道をそれようとすることがあれば、道を照らす光となる重要な証言を残せて、大変ありがたいことであったと思っております。

文中にもありますが、野中先生と私どもを仲介していただいた実業家の佐々木ベジさんには、改めて感謝申し上げたいと思います。ベジさんとは現在でも折に触れてこれからの日本の行く末を語り合っております。

佐々木ベジさんは、東京都青ヶ島出身です。その縁から、ときどき私がお土産に持ってくるのは、その青ヶ島で造られた塩です。「ひんぎゃの塩」といいますが、青ヶ島は伊豆諸島の最南端にあって、きれいな海水を使って、火山の噴気孔から出る蒸気で乾かして一人の女性（山田アリサさん）が中心となって造られるその塩は、ミネラルたっぷりで白澤先生も推奨されている体にいいものです。

命を救われた『デルフィ』と『勝利の太陽』

『サンロータスの旅人』の巻頭カラーページには、先にお話しした、私の勾留中に差し入れられた本で見て、救われる思いがした田渕先生の絵（『デルフィ』油彩　２００３年）の写真を載せています。

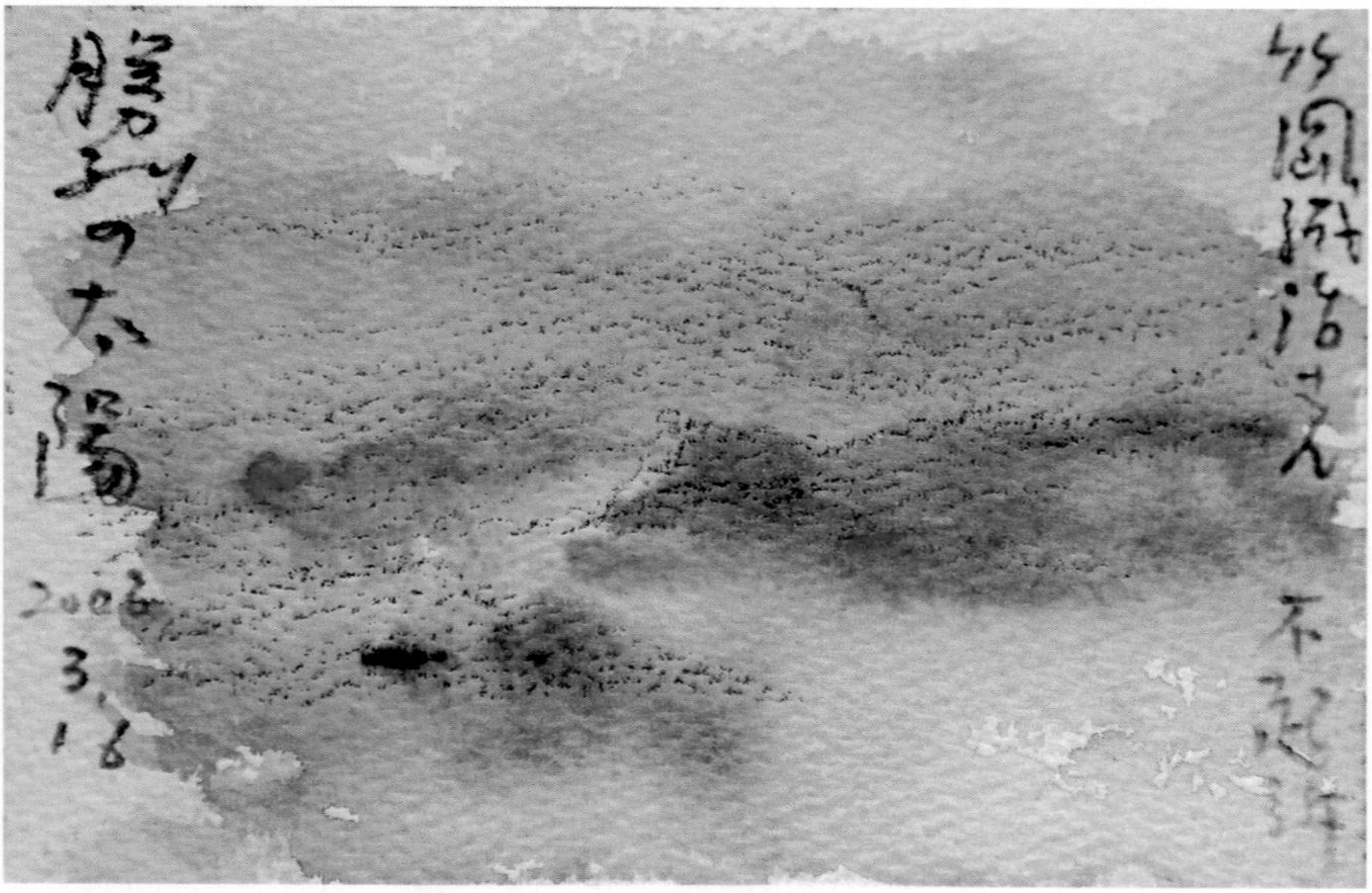

田渕隆三『勝利の太陽』水彩　9.7 × 14.7cm　2004 年 3 月 16 日

その絵に描かれたギリシャのデルフィは、古代において太陽神アポロンの神託を受ける聖地で、アレクサンドロス大王も、東方遠征を前にここを訪れています。

アレクサンドロスは、神殿の巫女から「あなたは負けない人です」との言葉を得て、遠征に旅立ったといわれています。

また、その神殿には「汝自身を知れ」という哲学者タレスのものとされる言葉が刻まれていたそうです。

私の逮捕については、１００人の捜査員と複数の検事がつくという体制が組まれ、22日間にわたった勾留中は、朝の8時から夜中の24時まで、何人もに取り囲まれて責め立てられるわけですから、そのストレスたるや想像を絶するものがありました。

もうダメかと追い詰められたその時に、この絵を見て「ようし、負けてなるものか」となりました。

それで、2月に逮捕された後、戦い抜いて釈放となり、何もやましいことはありませんから、最終的に3月16日に不起訴になります。

不起訴が確定したその日、田渕先生はギリシャのサントリーニ島で制作中で、私からの報告を聞いて、水彩で『勝利の太陽』を描いてくださいました。

サントリーニ島はエーゲ海に浮かぶ小島で夕陽の美しい島ですが、元は火山島で、大噴火を起こして、エジプトをはじめ古代世界の歴史を大きく変えるきっかけとなった島です。歴史転換の場所として、田渕先生はここを何度か訪れて描かれています。

私は、そんなサントリーニ島で私の勝利を祝う絵を描いてくださったことがありがたく、この絵も『サンロータスの旅人』に掲載させていただきました。

エベレスト街道へ

平成20年（２００８年）の12月のこと、三浦豪太さんを、東京駅近くの田中八重洲画廊で開催されていた田渕先生が代表を務める美術家グループ、八王子グループの展覧会にお誘いしました。

その会場に、ヒマラヤ第3位の高峰カンチェンジュンガをインドのダージリン近郊の村から描いた2連の大きな田渕先生作の絵（『ゴディカン村からのカンチェンジュンガ』油彩　２００７年）が掛けてありました。

豪太さんは、見るなり「山の空気をこんなに描けている絵は見たことがない」と絵に注目して「エベレスト街道といって、父とエベレストに向かうところに大変美しい山歩きの道があります。一緒に行って、そこを描

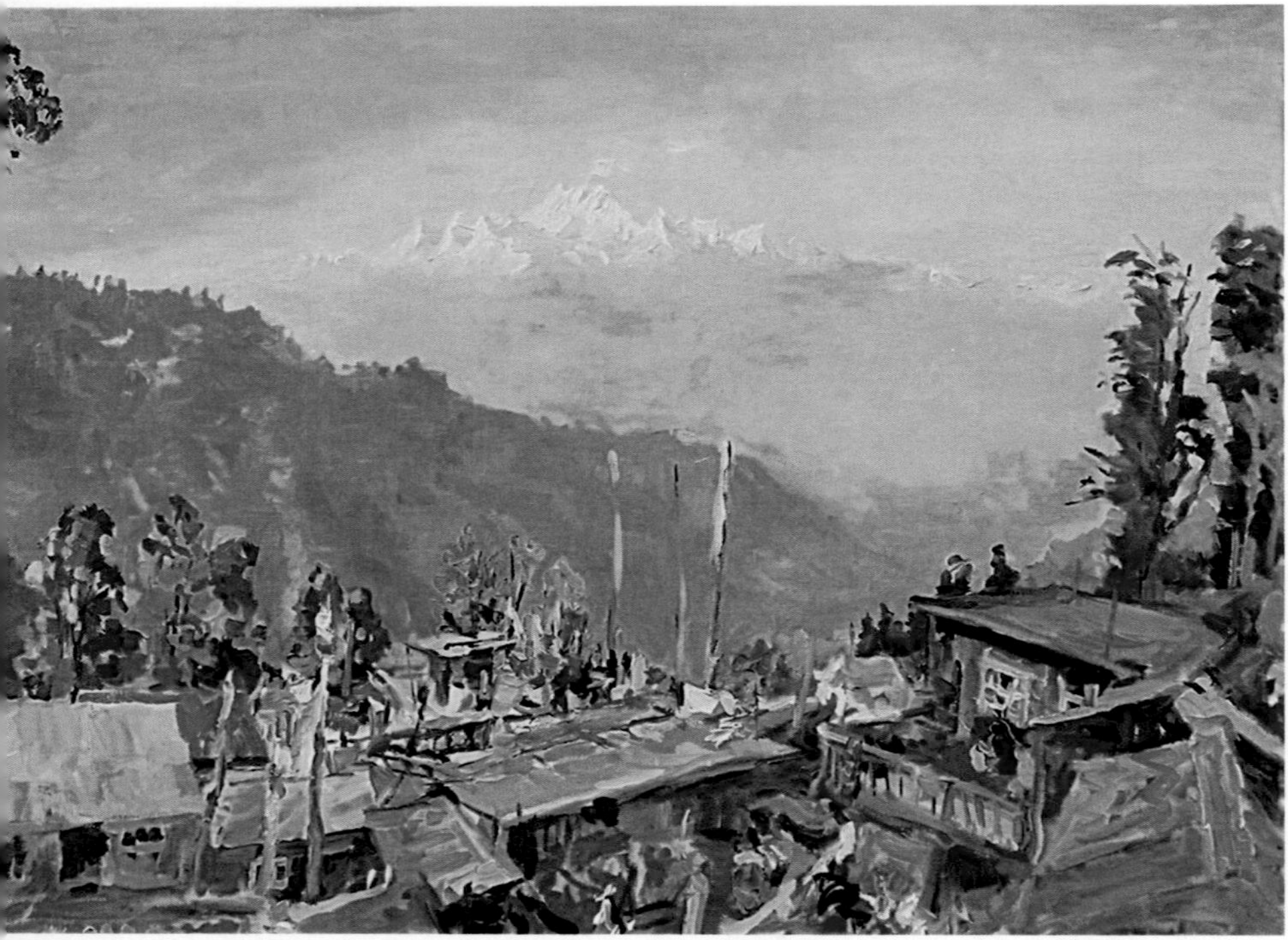

田渕隆三『ゴディカン村からのカンチェンジュンガ』油彩　2007 年

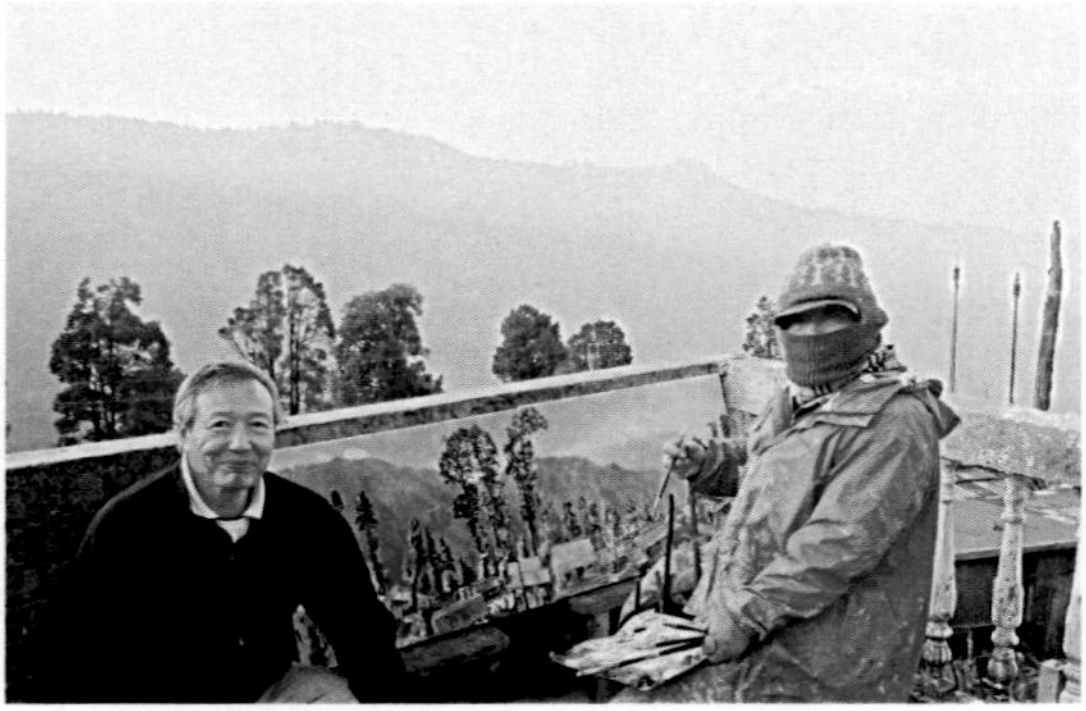

ゴディカン村にて

いてくれませんか。３日も歩けば、宮原巍（たかし）さんという日本人が建てた、エベレストの頂上が見える立派なホテル（ホテル・エベレスト・ビュー、標高３８８０ｍ）がありますから、そこに泊まって描きませんか」と、提案をされました。

田渕先生は「このとおりメタボだし、山の絵も車で行けるところで描いているだけで、歩いて登るなんて、とんでもない」と断ろうとされます。

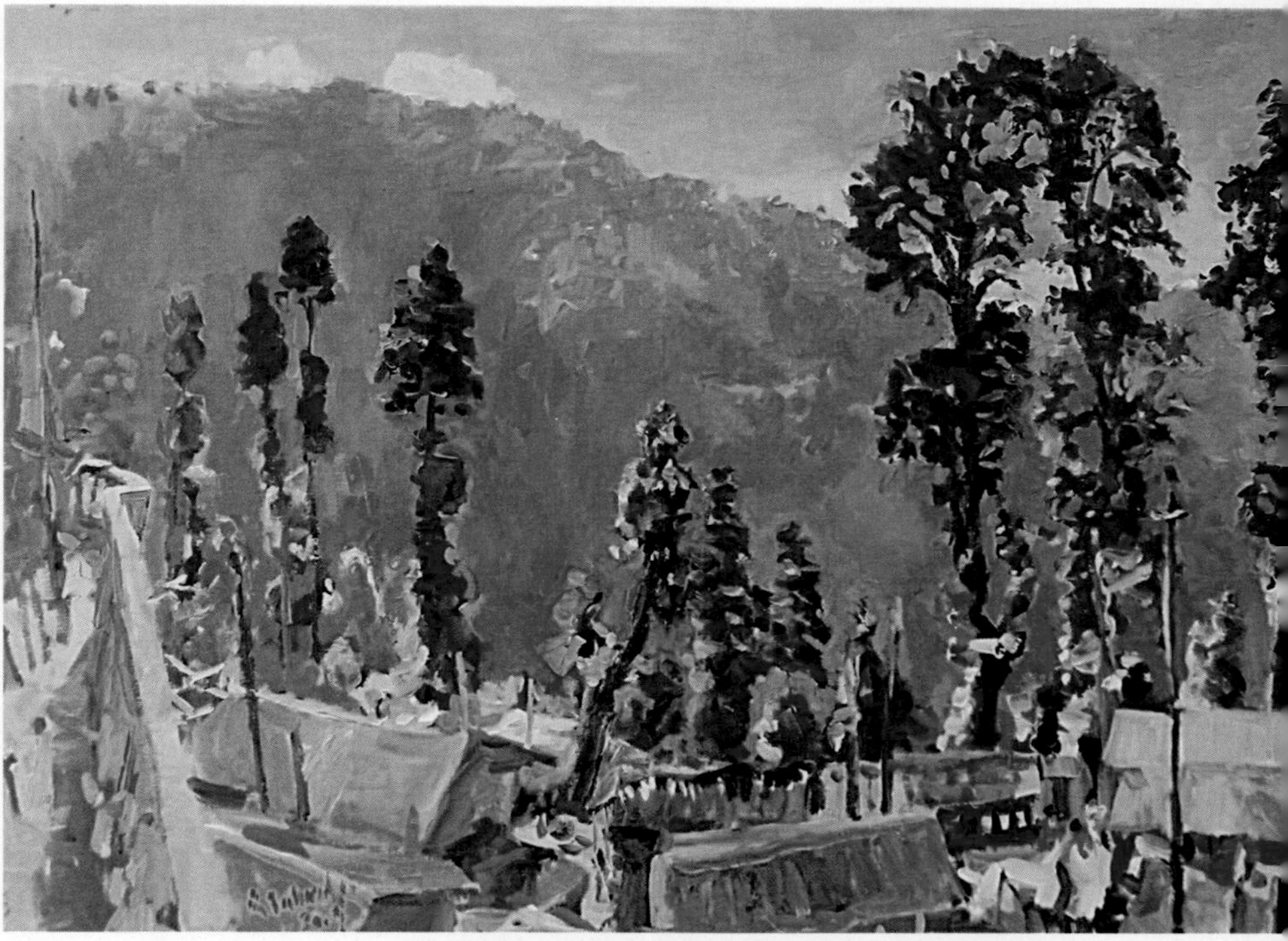

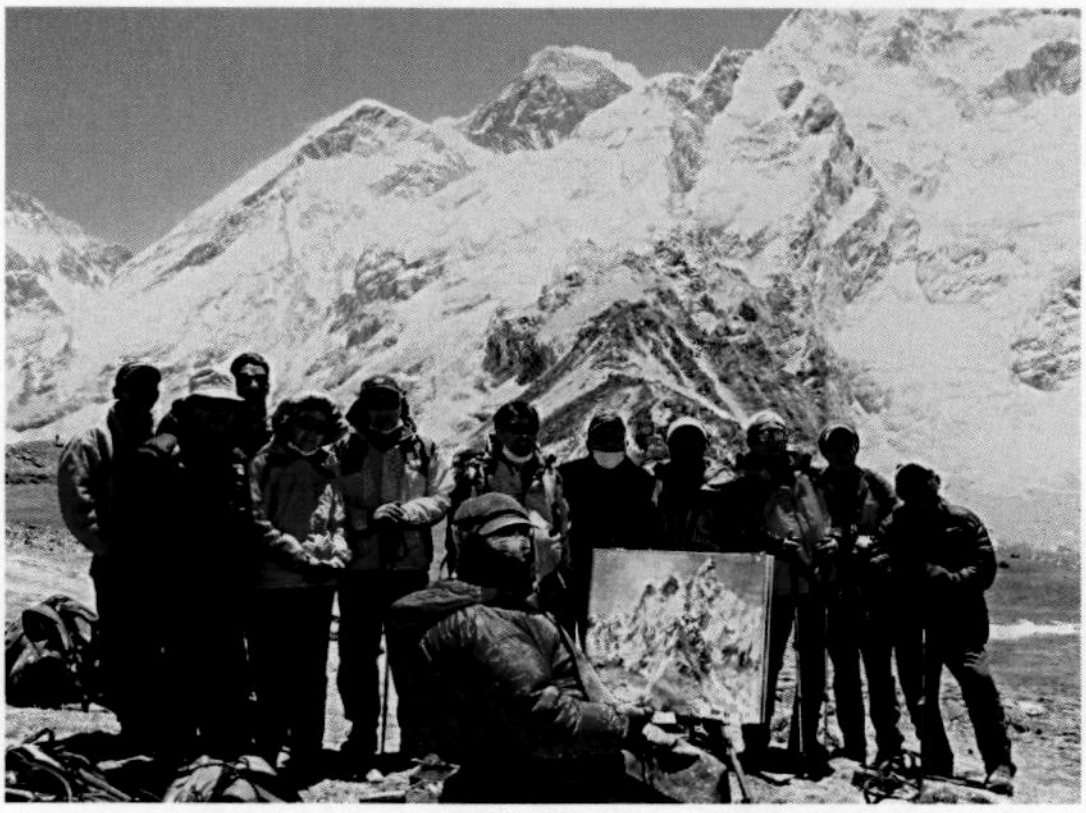

カラパタール付近で

　豪太さんはそれを承知せず「山歩きは、私が責任を持ってリードします」となって、しぶしぶ決断、さっそく八王子の高尾山（標高５９９ｍ）から訓練を始めて、私も同行しましたが、平成21年（２００９年）の4月には約束どおり豪太さんとエベレスト街道を歩きました。

　こうしてエベレストの見える場所まで行ったわけですが、そこで目にした山の光景に感動した田渕先生は、その後、私も何度かご一緒しましたが、頻繁に訪れるようになって、エベレスト街道をさらに進んでベースキャンプの近く、標高５５４５ｍのカラパタールの麓まで行って描くまでになりました。

そして、フランスの巨匠モネが全長90ｍの睡蓮の大壁画を描いたことに倣って、ヒマラヤの大壁画を描くことをライフワークの１つとして、現在、取り組んでおられます。

サンロータスの意味

これは、私の逮捕の前、平成16年（２００４年）の１月に田渕先生とともにエジプトの旅をしたときに、ナイルの中流、ルクソール近郊デンデラにある女神ハトホルの古代神殿跡に、ロータスから太陽が生ずるという印象的な浮彫りを見たことに発端があります。

さらに、カイロの考古学博物館で「蓮華より化生する若きツタンカーメン王」の像を見つけて、雷に撃たれたような衝撃を覚えて、思わず田渕先生にそれをスケッチしていただくよう頼みました。その絵が『サンロータスの旅人』の表紙になっています。

その後、それらの図像のバックには「ロータスから太陽が生まれる」という約５０００年前の古代エジプ

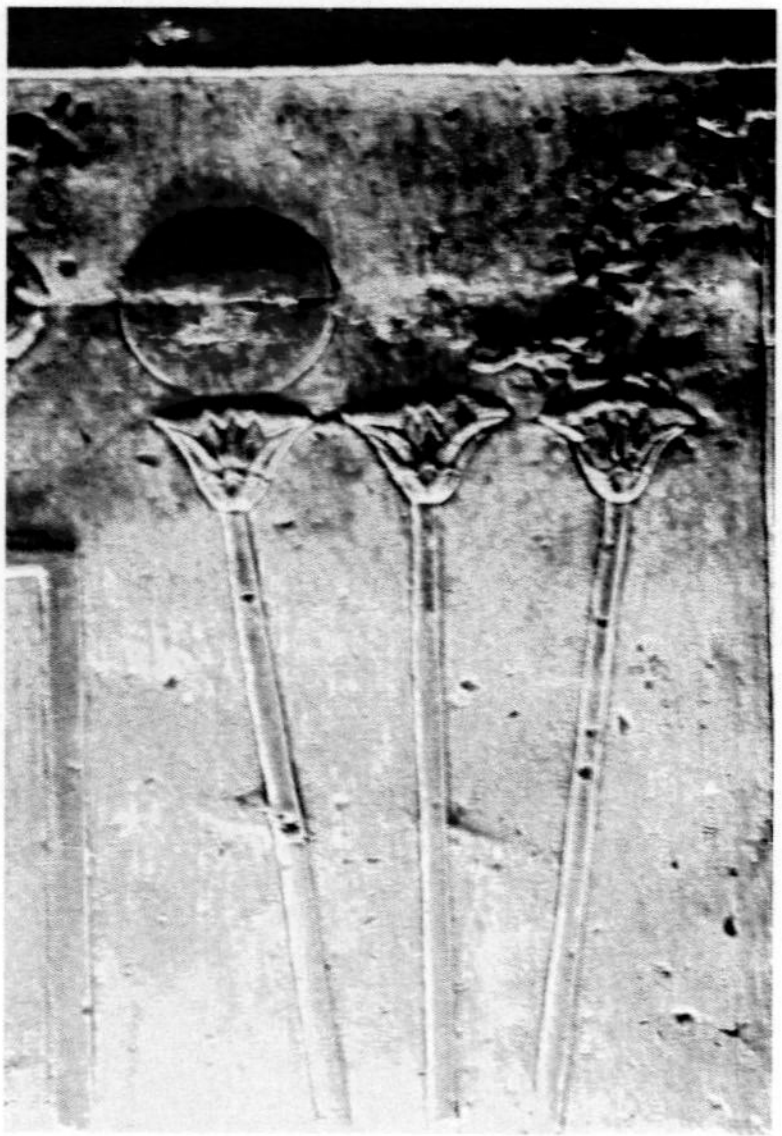

太陽を生むロータス　デンデラ・ハトホル神殿浮彫り

トの創世神話があることを知りました。

古代エジプトのロータスとは、睡蓮を指すのですが、巨大なロータスが原初の水（ヌン）から浮き上がって、その蕾がふくよかな香りを放った。そして、ロータスの花が開き始めると、花の中心から太陽が生まれ出たというものです。（クリスティーン・エルマディ「レーの創生神話」〔アリス・ミルズ監修『世界神話大図鑑』荒木正純訳監修 東洋書林　所収〕参照）

これは、ロータス（睡蓮）が日の出とともに水中より顔を出し、日没とともに水中に没することから、光を失った太陽は、ロータスの力によって生命を蘇らせ、再び地上に帰ってくるとエジプトでは考えられるようになった。それが発想の元にあったと考えられます。

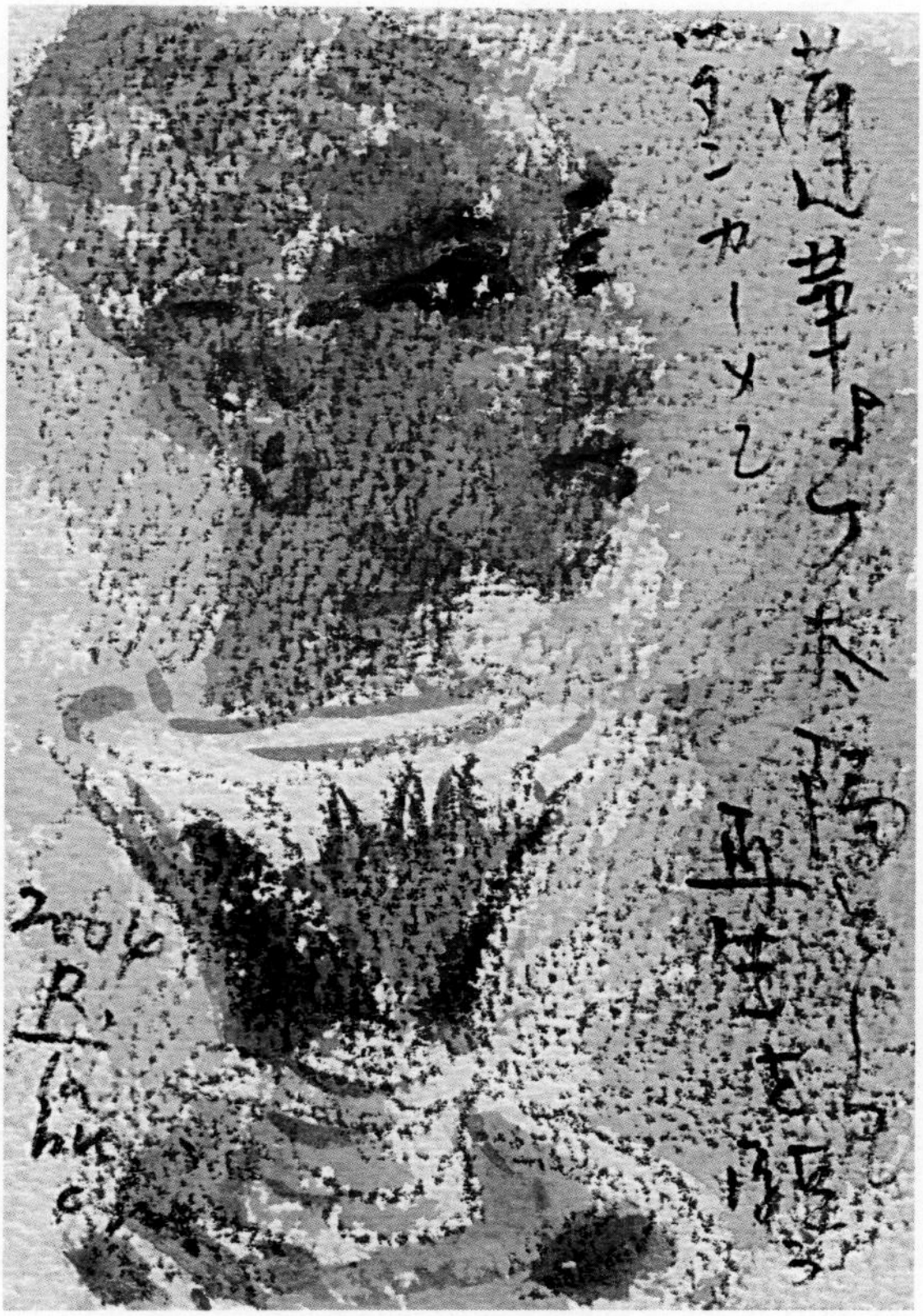

田渕隆三『蓮華より化生するツタンカーメン』　水彩
2004 年

いずれにしてもロータスとは、太陽をも生み出す偉大なパワーの象徴であり、先程来申し上げているサムシンググレート、久遠下種の南無妙法蓮華経、あるいは聖書にいうところのゴッドといった、目に見えない大いなる存在を象徴するものではないか、この根源のパワーを基軸にして進みたいとの意味を込めて、太陽とロータス＝サンロータスと、私の本や研究所の名前を決めたということです。

最初のがんと会員制クリニック立ち上げ

既に、平成16年（２００４年）55歳の時、過酷な取り調べによるストレスから食道がんになったことは、お話ししました。このときは、どの先生も「開腹して心臓を持ち上げて、がんを取り除かないと助からない」と、大手術を勧められるなか、新宿にある水町クリニック・水町重範先生のおかげで内視鏡による粘膜切除手術では世界的権威といわれた幕内博康先生（東海大学医学部付属病院本部長・外科学主任教授〔当時〕）に診ていただき、「これならギリギリ大丈夫だ」と診断され、内視鏡でがんを取り除くことに成功いたしました。

そして、私ががんに罹ったことを見ていた友人で、残念ながら3年前に亡くなった山中孝市さんから「あなたの経験を生かして、日本一のクリニックを作らないか」と勧められて、平成17年（２００５年）に会員制クリニックを作りました。（会員制クリニック設立の経緯とそのコンセプトについては、丸の内朝飯会第２４７９回の記録としてＭＥＳＳＡＧＥ「がん最前線　賢く選ぶ最新治療法」に掲載しております）

私どもの会社、Ｔ＆Ｙ株式会社のＴは竹岡で、Ｙが山中さんのことで、立ち上げのときに中心になっていただいたのが中田秀二先生で、今年の11月から中央区銀座八丁目８－８のＧＩＮＺＡ８８８（スリーエイト）ビルで、もともと慈恵医大の系列ですから慈恵の慈に、中田秀二の秀で、銀座慈秀会クリニックとして会員制クリニックを新出発いたしております。

早期発見と健康法の実践

その後、平成26年（２０１４年）65歳の時、2度目のがんとして、前立腺がんになりましたが、慈恵医大の三木健太先生の小線源治療により、無事に乗り越えました。平成29年（２０１７年）68歳には、3度目のがんとなる皮膚がんとなりましたが、これらは自らのクリニックを立ち上げた後のことであり、比較的早期にがんが見つかって、それぞれ専門のベストドクターに治療していただいたおかげで回復し、さらには、白澤先生、三浦豪太さん等、健康長寿のスペシャリストと出会って、その健康法を実践してきたおかげで、こうして元気に、支障なく生きながらえた次第です。

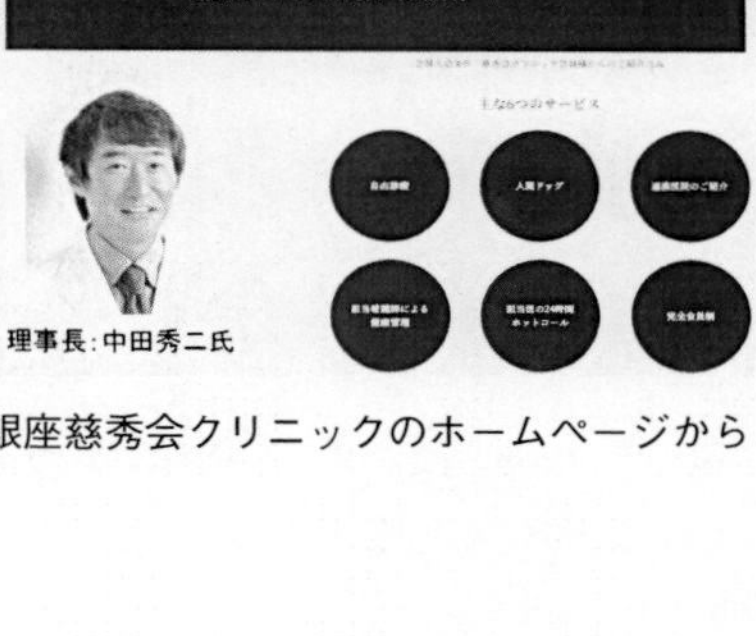

銀座慈秀会クリニックのホームページから

白澤理論との出合い

ともかく私は、逮捕という最悪の事態を経て、幸いにも白澤先生という最高の出会いをいただきました。

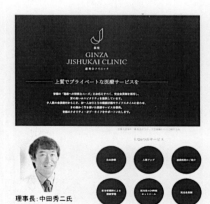

クリニックですから、診察して治療や手術をして薬を出してこそ報酬が得られるのですが、立ち上げた私どものクリニックに健康指導で来てくださった先生は、会うなり「これからの長寿社会で大切なのはアンチエイ

ジングの取り組みです。それには食事と運動と生きがいの指導です。それが１００歳まで自分の頭と足を使えて元気でいられる方法です」と、おっしゃいました。

私のパートナーの故・山中孝市氏は最初は「お金にならないことを」と冗談半分に言っておりましたが、お話を聞くうちに「いやぁ、すごい先生にお会いした」と思うようになって「わかりました」と、全面的に賛同となりました。

以来、仕事を超えてお付き合いさせていただくようになり、それからまもなく、斑尾高原でアンチエイジングを目的としたサマーキャンプをすると聞き、すぐに参加しました。

そこで初めて三浦豪太さんにお会いし、さらに、そのキャンプのスタッフとして働いておられた専門家の方々にお会いしました。その方々が、現在のＡＬＣＯ（アンチエイジングリーダー養成機構）の中心役員となりました。

今日、参加しているＴ＆Ｙの事務局長の清水英夫さんも、ＡＬＣＯの理事および事務局長として働いていただいています。

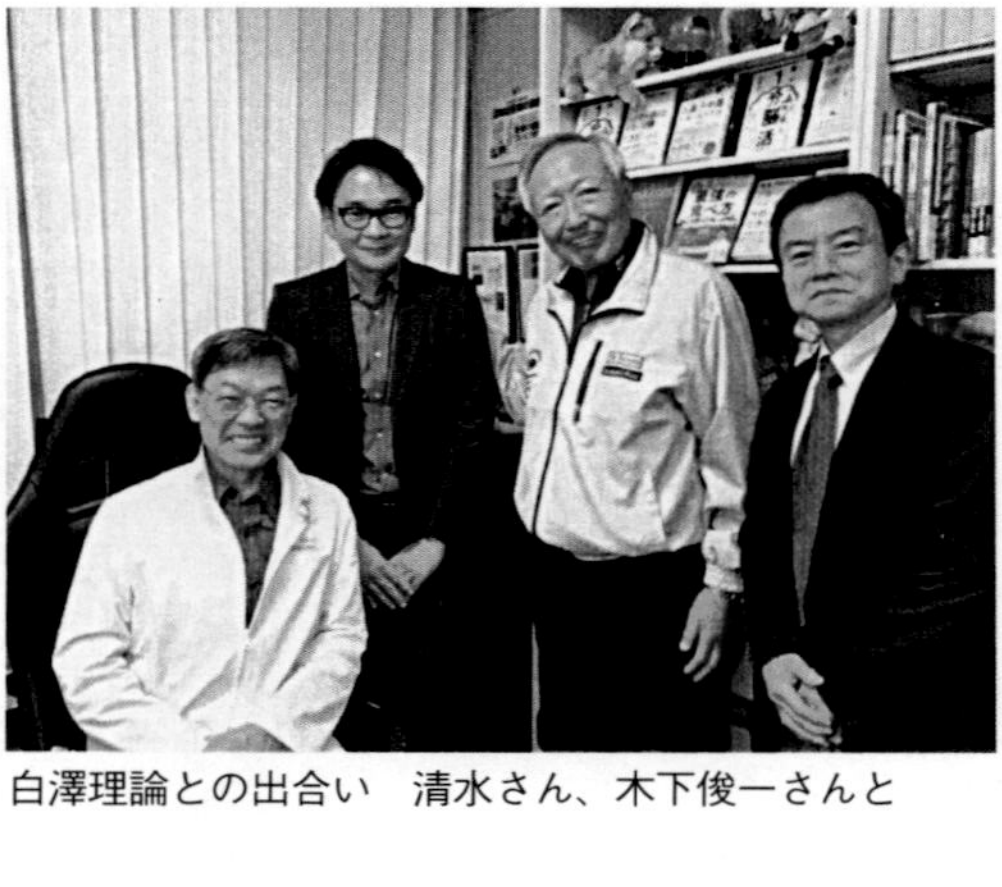
白澤理論との出合い　清水さん、木下俊一さんと

ＡＬＣＯの役員構成

ＡＬＣＯの役員の筆頭は、何といっても三浦雄一郎さんです。健康長寿の権化であり神様として、生存されているなかでは第一人者ですから、名誉会長に着いていただいております。

続いて理事長に白澤先生、副理事長には岩波佳江子先生です。

岩波先生というのは、前橋温泉クリニックの院長で、アンチエイジング医療の専門家の一人として大変重要な立場で仕事をしていただいています。

そして、専務理事で運動担当をしていただいているのが、三浦豪太さんです。元、冬季オリンピックのモーグル種目の選手で、今は名解説者として有名ですが、順天堂大学大学院（医学部加齢制御医学講座）の医学博士でもあります。

常務理事の私は、裏方を務めさせていただいています。

それから、実際の運動指導を、ボールを使ったエクササイズの第一人者　中尾和子先生をはじめ、後でお話しします信州大学（医学部特任教授）の能勢博先生、「ミスター富士山」と称され、富士登頂の回数、世界一の實川欣伸（じっかわ よしのぶ）さん、２年前に亡くなられたスロージョギングの提唱者、田中宏暁先生の一番弟子といわれている佐藤紀子さん（福岡安全センター株式会社所属の健康運動指導士）といった各分野の専門家の方々に、担当していただいています。

今年に入って行動の動機づけの研究で有名な中尾睦宏先生（国際医療福祉大学医学部教授）にも加わっていただきました。

パンフレットに込めた会の目的

ＡＬＣＯの案内パンフレットの表紙には、エベレストを背景に立つ三浦雄一郎さん豪太さん親子の写真を掲載しています。

ＡＬＣＯとは、英語表記のアンチエイジングリーダー・クリエイティブ（養成）・オーガニゼーション（機構）の略称で、まさにアンチエイジングのリーダーのお２人であり、アンチエイジングの象徴として、この写真を使わせていただきました。

このパンフレットは、私の高校の同級生、吉永聖児さんがデザインしてくれました。

三浦さん親子のほかに、表紙には吉永さんが描いた絵がアレンジされていて、なかに女性が立っている姿の絵がありますが、これは縄文時代のアンチエイジングのリーダーという意味だそうです。

それから、表紙の一番下には、食事と運動と生きがいの３本柱を三角形に表したＡＬＣＯのシンボルマークを載せています。これは、グラフィックデザイナーの一色宏さんにお願いして作っていただいたものです。

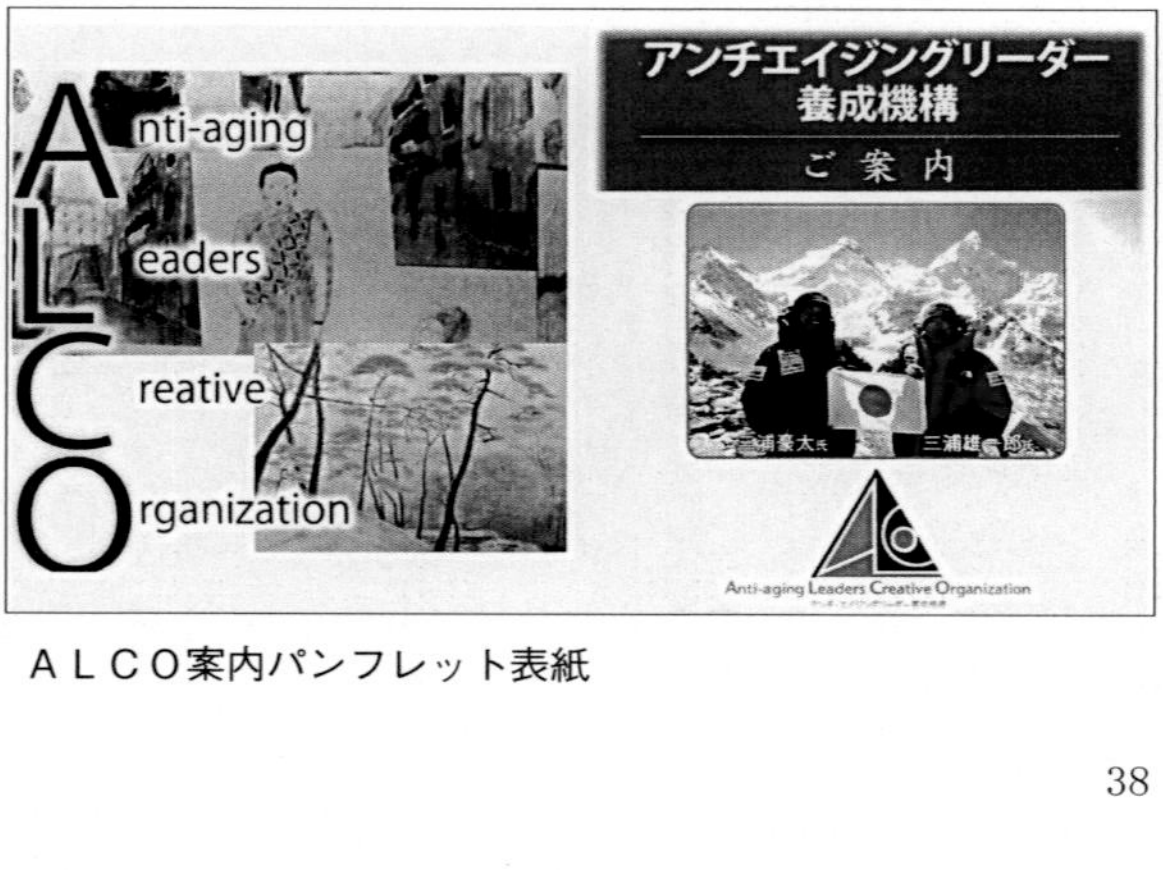

ＡＬＣＯ案内パンフレット表紙

がんと共存する時代の対抗策

現代は、２人に１人はがんになるといわれます。

私なんかは、１人で3回なりました。

要は、がんと共存する時代となったということです。

がんになるのは当たり前と考えて、罹っても乗り越えられるようになることを目指す時代となったということです。

そのためには、早期発見が大前提ですが、日常的には、乗り越えられる体力やメンタルの力、そして免疫力を強くしておくことが大切になってきます。

そこで、お会いして以来、ずっと変わらない白澤先生の３本柱、何を食べるか、どのように運動するか、何のために生きるのかという生きがいを持っているかに帰着するわけです。

健康長寿の方程式

去年（２０１９年）10月、美谷島克実さんが隊長で、栩沢先生の案内で、

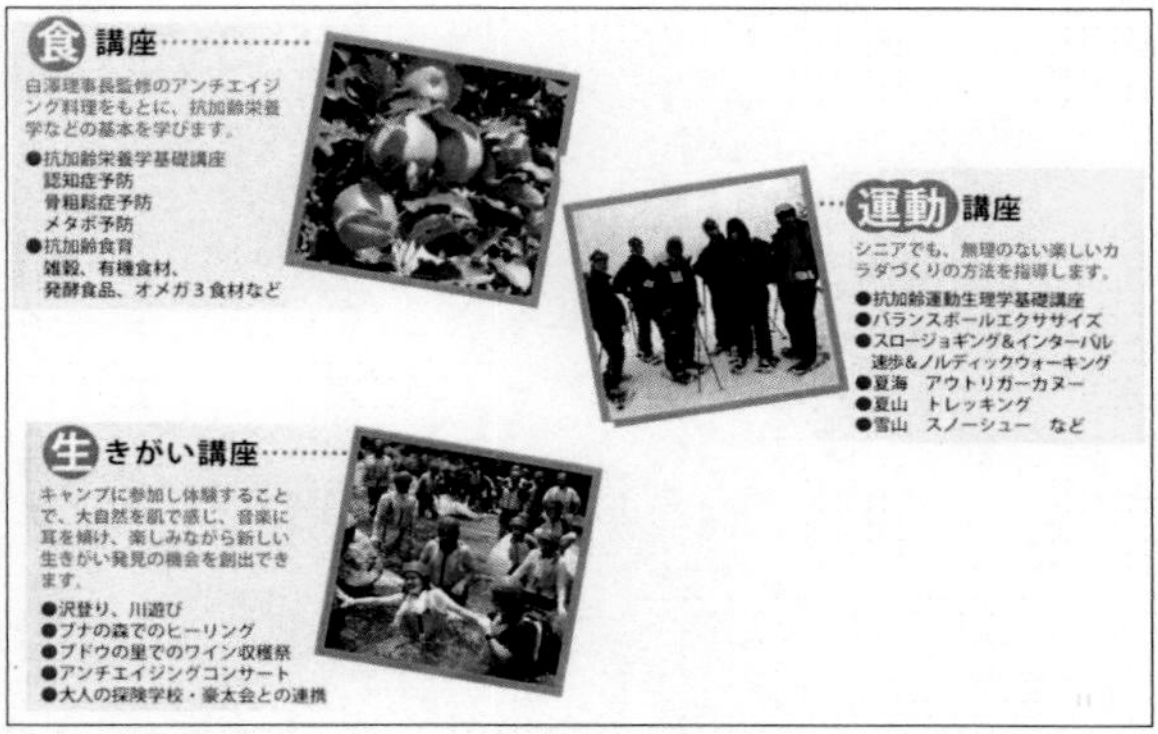

食講座
白澤理事長監修のアンチエイジング料理をもとに、抗加齢栄養学などの基本を学びます。
●抗加齢栄養学基礎講座
認知症予防
骨粗鬆症予防
メタボ予防
●抗加齢食育
雑穀、有機食材、
発酵食品、オメガ３食材など
運動講座
シニアでも、無理のない楽しいカラダづくりの方法を指導します。
●抗加齢運動生理学基礎講座
●バランスボールエクササイズ
●スロージョギング&インターバル速歩&ノルディックウォーキング
●夏海　アウトリガーカヌー
●夏山　トレッキング
●雪山　スノーシュー　など
生きがい講座
キャンプに参加し体験することで、大自然を肌で感じ、音楽に耳を傾け、楽しみながら新しい生きがい発見の機会を創出できます。
●沢登り、川遊び
●ブナの森でのヒーリング
●ブドウの里でのワイン収穫祭
●アンチエイジングコンサート
●大人の探険学校・豪太会との連携

食事と運動と生きがいの３本柱

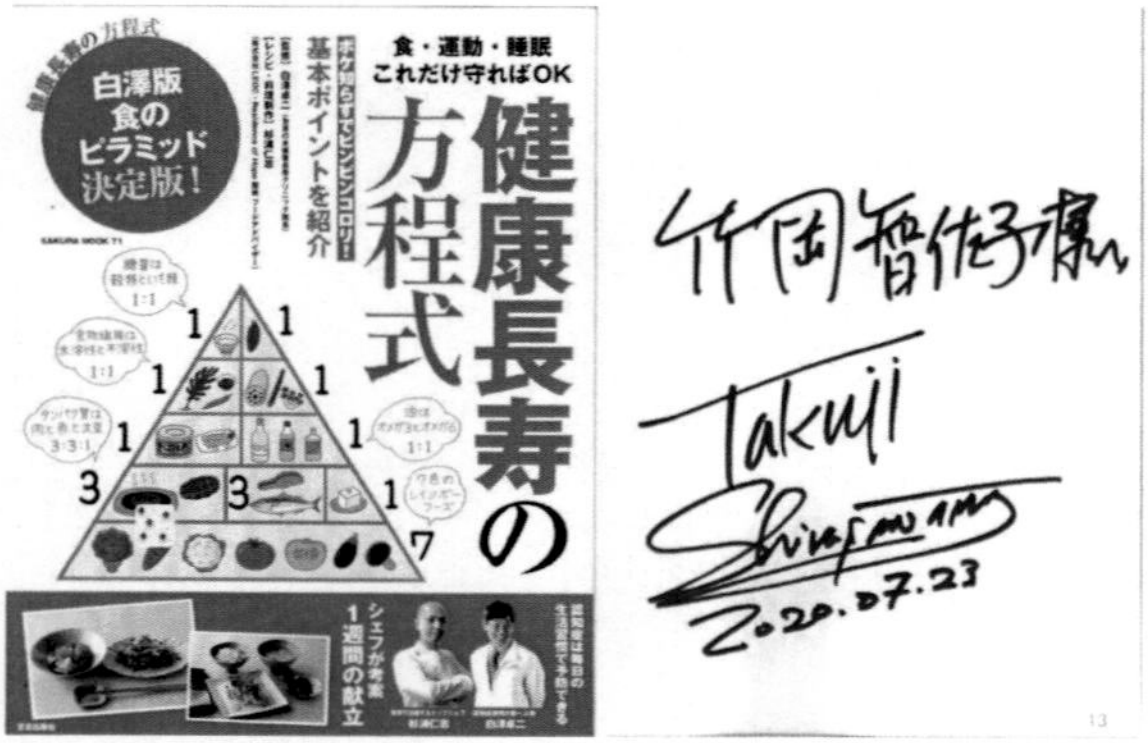

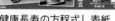

『健康長寿の方程式』表紙

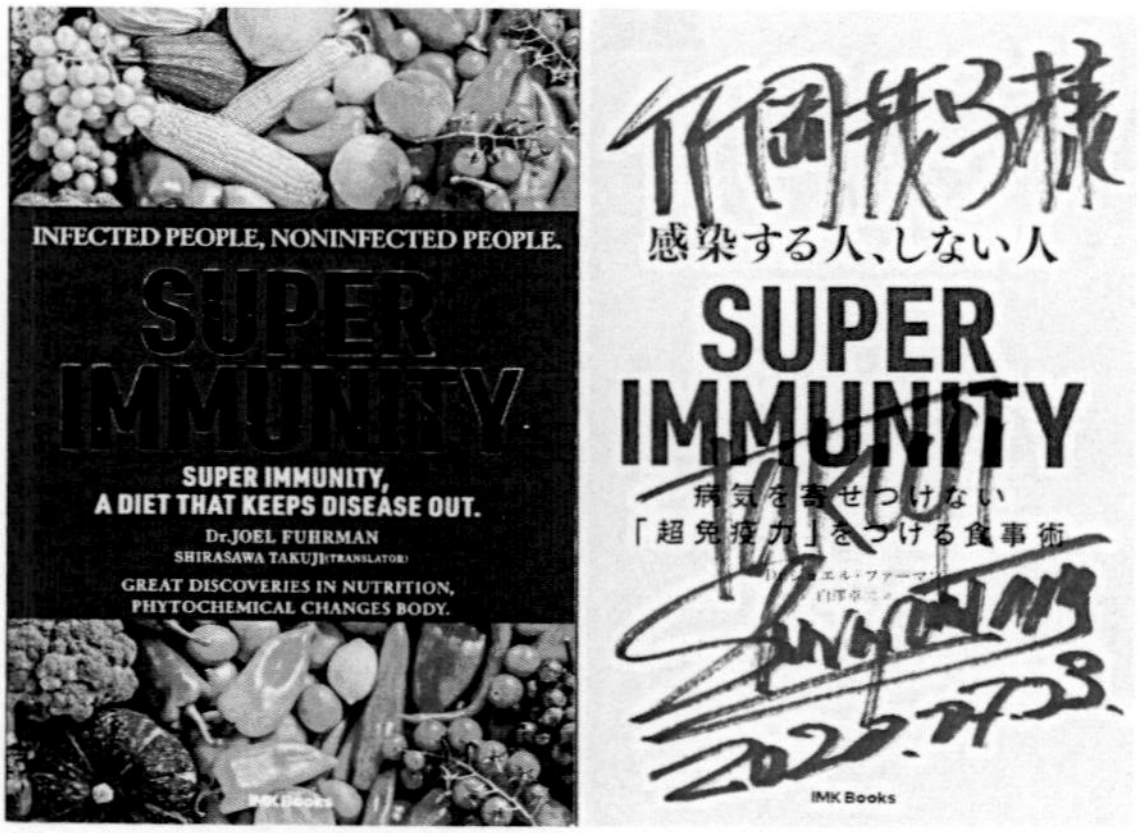

『SUPER IMMUNITY 超免疫力をつける食事術』表紙

スリランカに行ってきましたが、そのときに教えてもらったアーユルヴェーダも同じで、何を食べるかが重要としていました。

白澤先生から私の母に、先生監修の『健康長寿の方程式』（笠倉出版社サクラムック）をいただきましたが、その表紙に「ボケ知らずでピンピンコロリ！」とあります。

いくら体が良くても、認知症を患ってしまったら周りに大変苦労をかけてしまいますから、この「ボケ知らず」ということが大事で、その上、１００歳まで元気で生きましょうということで、これは、そのための方程式を、わかりやすく「食のピラミッド」としてまとめられている本です。

それともう1冊、これは私の妻にいただいた本ですが、白澤先生が翻訳された本で、ジョエル・ファーマン『ＳＵＰＥＲ ＩＭＭＵＮＩＴＹ 病気を寄せつけない「超免疫力」をつける食事術』（ＩＭＫＢｏｏｋｓ、出版社のサイトでオンライン限定販売）をご紹介します。

この原著は、ずっと前（２０１３年）に出された本ですが、コロナ禍になって、大変示唆を与える本として注目されています。

ここで、白澤先生から、これらの本について、「食のピラミッド」のことと、何に注目して「超免疫力」の本を翻訳されたのか、お話ししていただけないでしょうか。

【白澤】

端的にいうと、今の管理栄養士がやっている栄養学は、非常に古典的な栄養学です。

それは、どちらかというと治療医学に基づいた栄養学なのですが、これからは予防医学がメインになってくるわけです。

それで、予防のためには、ポリフェノールとか油といったものが重要になってくるのですが、野菜の重要性、食物繊維の重要性、それから油のオメガ３（スリー）の重要性について、あまりいわれてきませんでした。

ですから、これまでの栄養学は、少し書き換えていく必要があるわけです。

その考えから、１冊目の『健康長寿の方程式』では、新しく白澤版の食のピラミッドを図解でわかりやすく表して、家庭ですぐ実践できるように方程式を作って差し上げました。

これはすぐ実践できますし、実用レシピも多数載せていますから、是非ご覧いただいて、健康長寿にとって重要な、病気を防いでいく、あるいは、がんにならない、認知症にならない、骨粗鬆症にならないためのレシピを身に付けていただきたいと思います。

白澤先生、ありがとうございました。

私からは、今回、がんに関連して話をしてまいりましたが、たしかに今、先生がおっしゃったように、認知症にならない、骨粗鬆症にならないといったことも、重要な視点です。

そこで『健康長寿の方程式』では、もの忘れがどんどんひどくなる、交通事故など深刻なトラブルに見舞われる、寝たきりになって介護が必要になるといった、認知機能の低下にともなう症状を挙げて、これを避けたいならということで、健康長寿の方程式を7項目掲げて生活習慣を見直すように促されています。

健康長寿の方程式

1　7色のレインボーフーズ

2　肉と魚と大豆　3：3：1

3　オメガ3とオメガ6　1：1

4　食物繊維　水溶性と不溶性　1：1

5　穀類と芋類　1：1

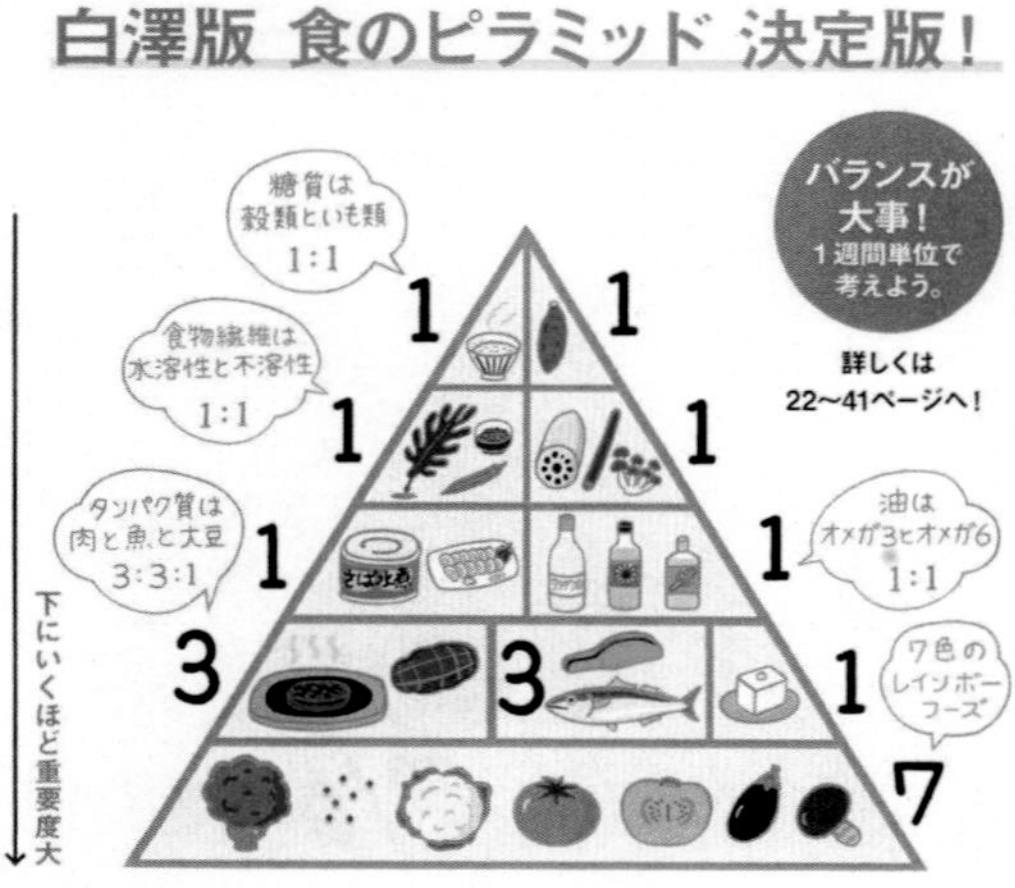
白澤版 食のピラミッド 決定版！
糖質は
穀類といも類
1:1
食物繊維は
水溶性と不溶性
1:1
タンパク質は
肉と魚と大豆
3:3:1
油は
オメガ3とオメガ6
1:1
7色の
レインボーフーズ
バランスが大事！
1週間単位で考えよう。
詳しくは
22～41ページへ！
下にいくほど重要度大
1
1
1
1
1
1
3
3
1
7
食のピラミッド

6　運動　週に5回20分以上の運動

7　睡眠　1日8時間の睡眠

健康長寿の方程式の1番目、7色のレインボーフーズの7色は、本に掲載されている「食のピラミッド」の最下段にありますが、赤・緑・黄・白・紫・茶・黒です。

赤はトマト、ニンジンなど、緑はブロッコリー、小松菜など、黄はカボチャ、バナナなど、白は玉ネギ、カリフラワー、ダイコンなど、紫はナス、ブルーベリーなど、茶はキノコ類、ナッツ類、納豆、ゴボウなど、黒は黒ゴマ、ひじきなどの食材を、それぞれ指していて、バランス良く摂ることが大事ということです。

また、3番目に、オメガ3とオメガ6とありますが、これは説明が必要かと思います。

食用油にも種類があって主に4つに分類できるのですが、そのうち「オメガ3脂肪酸」と「オメガ6脂肪酸」は体内で作られないので食品から摂取する必要があります。

それで「オメガ3脂肪酸」を多く含む食品は魚の油、エゴマ油、アマニ油などで、「オメガ6脂肪酸」は、サラダ油、コーン油、大豆油、ごま油などですが、魚を食べなくなった現代日本人の食生活では「オメガ3脂肪酸」の摂取が極端に少ないという現実があります。

「オメガ3脂肪酸」と「オメガ6脂肪酸」は、一方は血液を固まりにくくし、炎症を抑え、もう一方は血液を凝固させ、体内の炎症を進めるといったふうに正反対の働きをするため、摂取のバランスが片寄るといけないことから「オメガ3とオメガ6　1：1」が推奨されているのです。

「超免疫力」と食事

2冊目の『超免疫力』の方は、先ほど申し上げたように、こんなにコロナ禍が世界を騒がせる前に企画されたもので、これを翻訳された白澤先生の卓見にも、改めて感服しております。

それで、この本では「ウイルスに感染する人、しない人では、どんな違いがあるのか」が論じられて、感染しない人は「超免疫力」とも呼ぶべき力を持っているとの見解が示されています。

そして、「超免疫力」は感染からだけでなく、がんからも守る、「超免疫力」は人間の寿命の限界に挑む手助けもしてくれると、「超免疫力」を身に付けることを提唱しています。

そこで「超免疫力」を身に付けるには、白澤先生とまったく一致しているのですが、やはり食事に注目して、「健康なもの」を食べれば「健康」になる。そうでないものを食べれば「病気」になると、宣言しています。

「超免疫力」を身に付ける5つの基本ルール

食事について『超免疫力』の本では、その内容と摂り方の基本が5項目、挙げられています。

1　大盛りサラダを毎日食べる。

2　毎日少なくとも半カップ強の豆類をスープかサラダ、その他の料理で。
3　毎日少なくとも3個の生の果実を食べる（ベリー類、ザクロ、オレンジ等）。
4　毎日少なくとも28ｇの生のナッツ類か種子類を食べる。
5　毎日少なくとも大盛りのサラダボウル1杯の緑黄色野菜を生、ゆで、スープ、またはシチューで食べる。

この反対に「死を招く食品」として、避けるべき食品が挙げられています。

1　バーベキューで焼いた肉、加工した肉、市販の赤い肉
2　揚げ物
3　低脂肪でない乳製品（チーズ、アイスクリーム、バター、全乳）トランス脂肪酸（マーガリン）
4　清涼飲料水、砂糖、人工甘味料
5　精白小麦粉で出来た製品

これについても、白澤先生と同じで、「脳の炎症を招く菓子パンや製パンは食べないように」と、先生から何度も聞いています。

白澤先生、『超免疫力』については、いかがでしょうか。

【白澤】

この本は、ファーマン先生という免疫を強くする食事に関する第一人者が書かれたものです。

それで、われわれの体を守るために体内に自ら作っている化学物質があるのですが、外界にも「ファイトケミカル」という植物性食品（野菜・果物・豆類・芋類・海藻類・お茶やハーブなど）由来で、摂取すると体内細胞で同じような働きをして体を守ってくれる化学物質があります。

その「ファイトケミカル」の摂取を強調して、例えば「アーモンドは1日当たり、28gは食べなさい」といった具合に、かなり具体的に望ましい食事の内容等が示されているのが、この本です。

そうすることで、免疫力を保つことができるわけです。

今回の新型コロナウイルスについても、感染しても無症状だったり軽く済んでしまう人もいれば、重症化して死亡するケースもある。それは、免疫能力の違いからくるのであって、自身の免疫力を上げて、少なくとも軽症で済むグループに入ることが、コロナ禍に対する最重要の戦略であろうと思います。

ということから、こういう食べ物で常に免疫力を付けておいて、冬、風邪をひかない、インフルエンザにならない、さらには新型コロナウイルスなど、未知のウイルスに仮に感染したとしても、重症化しない、そのための食事法の大事さに、コロナ禍が始まる前に気が付いていたということで、著者のファーマン先生は卓越した見解の持ち主であったといえると思っています。

白澤先生、ありがとうございました。

ともかく、そういう本を見出し翻訳して日本の人が読めるようにしてくださった白澤先生も、卓越した存在に違いありません。

認知症予防の4冊

先ほど以来、申し上げているとおり、日本における認知症予防のスペシャリストの一人が、白澤卓二先生です。

先生は、その治療に努めておられますが、症状に改善のみられた患者や家族の皆さんと、認知症サバイバーのクリスマス会（銀座飛雁閣、2019年12月7日）を開くなどして、認知症患者に懸命に寄り添っておられます。こんなことができる先生は、私の知る限り、白澤先生以外にいません。

認知症は、ますます深刻な問題となりますから、国もしっかり予算を付けて、国を挙げて取り組んでいく必要があるといえます。

それで、先生の認知症予防のご著書を4冊、ご紹介いたします。

まず、雑誌の増刊で『ボケない脳をつくる！』（PHPか

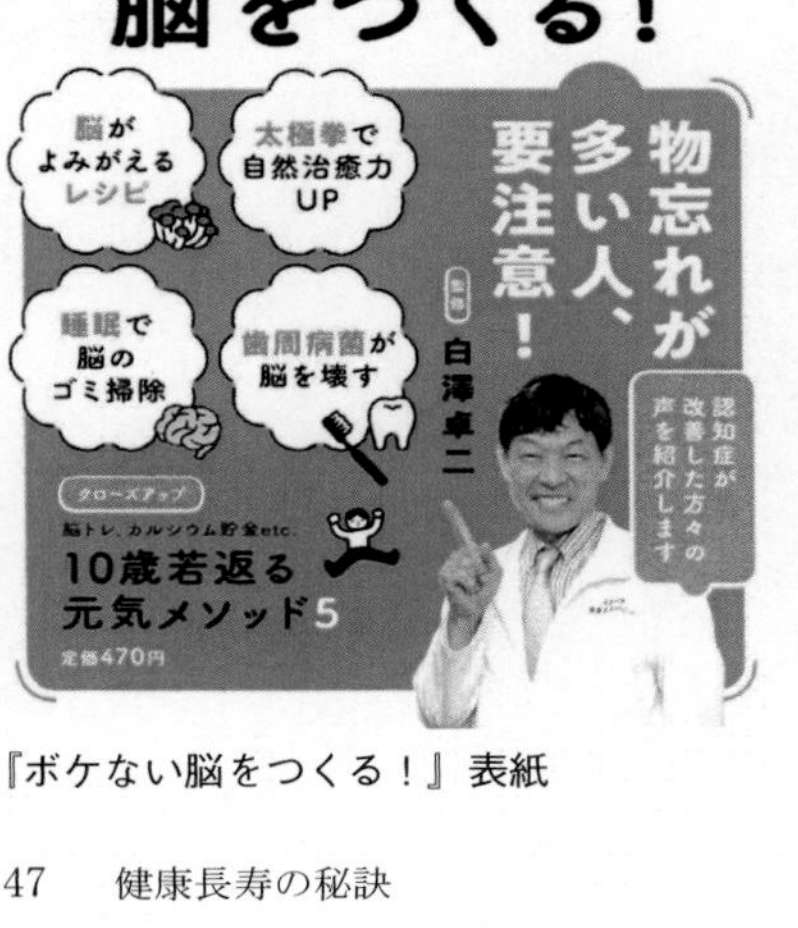

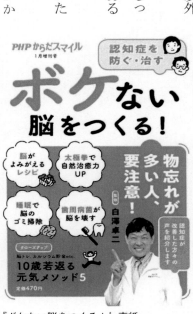

『ボケない脳をつくる！』表紙

らだスマイル　２０２０年１月号増刊／２０１９年11月発売）です。
そして『腸を元気にしたいなら発酵食を食べなさい』（河出書房新社）です。

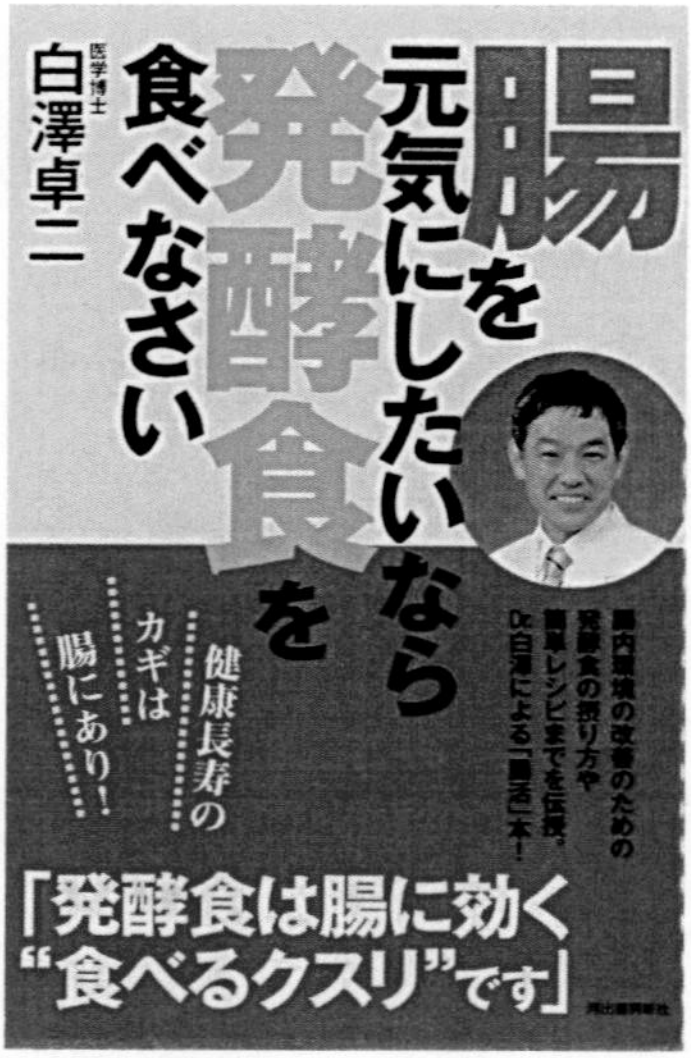

『腸を元気にしたいなら発酵食を食べなさい』表紙

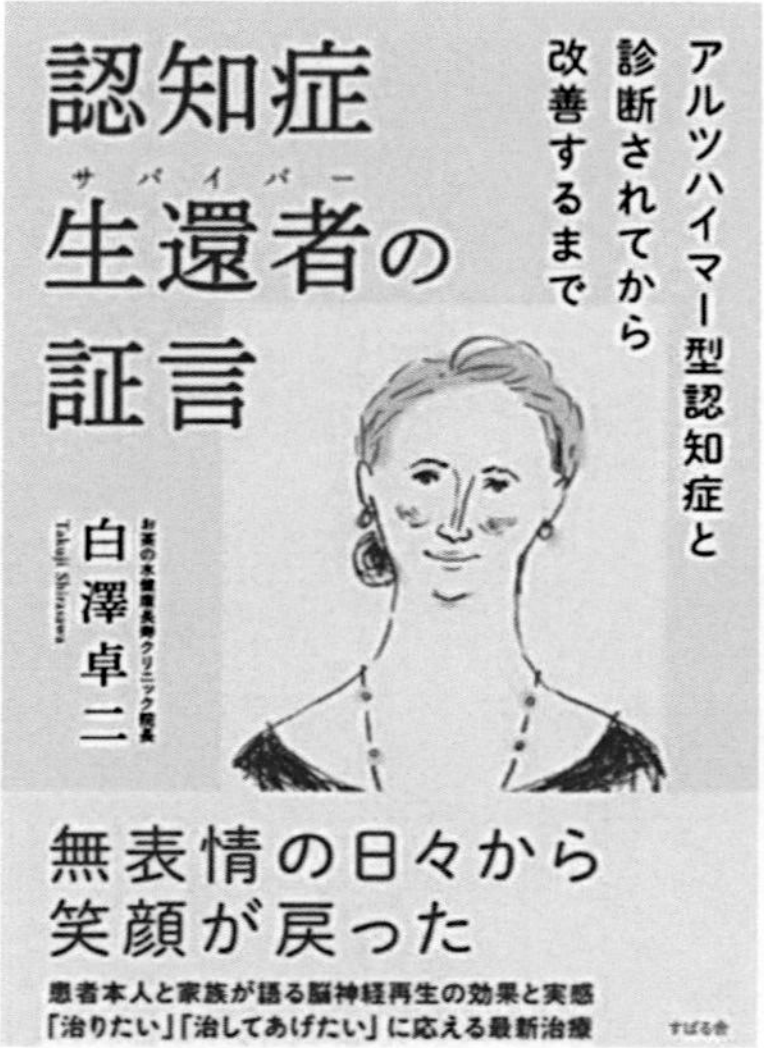

『認知症生還者の証言』表紙

この『腸を元気にしたいなら発酵食を食べなさい』は、私の方で大量に取り寄せましたので、ご希望の方にお送りしますから、お知らせください。

認知症予防の本として『腸を元気にしたいなら発酵食を食べなさい』とは、変かもしれませんが、最近の研究では、生物の進化上、脳ができる前に腸ができており、腸が脳を作ったともいえるといいます。

それで、認知症にならない脳を作るには、腸を整えることに注目するべきだということで、この本が重要になります。

３冊目は『認知症生還者（サバイバー）の証言』（すばる舎）で、先生の脳神経細胞再生治療法によって改善した認知症サバイバーの証言と治療法の現在が紹介されています。

４冊目は『解毒・神経再生治療でアルツハイマー病は予防・治療できる』（すばる舎）です。

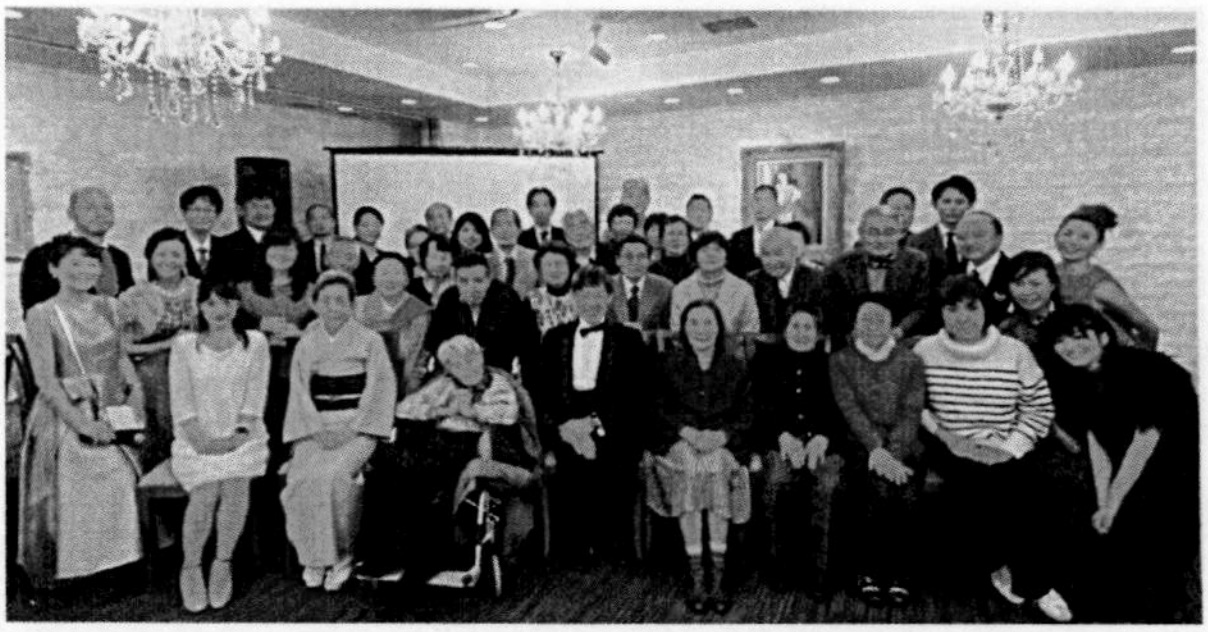

認知症サバイバーのクリスマス会で　2019年12月　銀座飛雁閣

これは、日本人のアルツハイマー病患者の多くが高濃度の水銀等に汚染されている実態を知らせ、機能回復には、主に免疫細胞から分泌される低分子のタンパク質、サイトカインの働きを利用した脳神経細胞再生治療が有効であることが紹介されています。

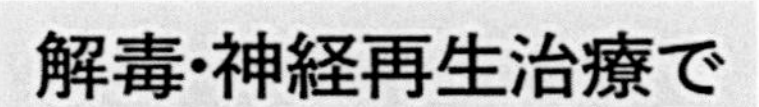
解毒・神経再生治療で
アルツハイマー病は予防・治療できる!
お茶の水健康長寿クリニック院長
白澤 卓二
患者と家族のための新たな選択肢
すばる舎
ApoE4遺伝子・慢性疾患・生活習慣・環境リスクを「点」から「面」の戦略で予防。サイトカインを使った脳神経再生治療で改善。認知症予防と治療はNEXTステージへ!

『解毒・神経再生治療でアルツハイマー病は予防・治療できる!』表紙

脳を若返らせる食事のルール

ここでは『ボケない脳をつくる!』から、脳を若返らせる食事のルール10項目を紹介します。

1　体内の炎症を促す脂質（オメガ6）が多いスナック菓子や加工食品を控える

2　良質な脂質（オメガ3）が豊富な青魚を積極的に摂る

3　おやつはナッツ類やカカオ70%以上のチョコレート

4　ココナッツオイルを毎日摂る
5　脳の炎症を招く菓子パンは食べない
6　フライドポテトは厳禁メニュー
7　主食は玄米にする
8　野菜はたっぷり摂る
9　緑茶を1日に2杯飲む
10　晩酌は赤ワインを1日2杯まで

内容は先ほどの「健康長寿の方程式」と『超免疫力』の『5つの基本ルール』『死を招く食品』とほぼ同じですが、4番目の「ココナッツオイルを摂る」は、ここで特に強調されている項目です。

ココナッツオイルは、私も毎日、コーヒーに混ぜて飲んで、少しずつ効果を実感していますが、脂肪燃焼を促し、整腸作用があり、コレステロール値や血糖値の改善等に効果があるようです。

草木文明論

食事についての最後に、サンロータス研究所の出版物で、今年10月からネット通販のアマゾンで販売している『草木文明論』を紹介します。

これは、凍結解凍覚醒法という画期的な農業技術を開発し、日本の岡山で美味しいバナナの栽培に成功した田中節三先生と、同じ岡山出身の田渕隆三先生との農業と芸術の対話記録集です。

以前にもご紹介したことがありますし、白澤先生も田中先生とは何度か対談をされていますが、凍結解凍覚醒法というのは、種子や成長細胞を氷河期の温度である氷点下60度まで冷やすと、本来持っているその作物の力が覚醒するとともに情報がリセットされ、それまで育たなかった場所でも、その土地に順応して驚くほど早く立派に実が成る。さらに、強い免疫力を持つようになるために、無農薬でのオーガニック栽培が可能になるというものです。

今日は、その田中先生のやり方でバナナ園を成田で育てている農業法人株式会社アグリタ・ファーム（旧・農業法人株式会社 GPファーム）を傘下に置く本荘倉庫株式会社代表取締役専務の木下俊一さんが参加されています。

木下さんのところでは、成田を拠点にトロピカルフルーツも育てて、将来、健康長寿の基地にしようと頑張っておられます。

それで、田中先生の方法はバナナだけでなく、パパイヤにコーヒーやカカオ、パイナップルといった熱帯作物、さらには小麦や米、トウモロコシといった穀物類にも応用できています。

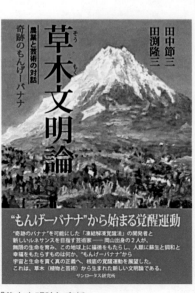

『草木文明論』表紙

本には、凍結解凍覚醒法の理論や実際の事例が紹介してあります。

ここで申し上げたいことは、同じ食材でも、栽培方法によって、栄養価や安全性に大きな差が出るということです。

実際に田中先生の指導で栽培されたバナナやコーヒーを味わい、公的機関の分析による栄養成分表も見せていただきましたが、その方法では、通常より栄養価が高く、美味しいものが収穫できています。

まだまだ収穫量が少なく高価なのが弱点ですが、効率的な方法も開発されつつあり、多くの人が手にできる日は近いと思われます。

特にバナナの場合、世界的に蔓延している新パナマ病という病気から防御するために、海外の産地では、土地を清浄にするために多量かつ強力な薬剤が散布されています。また、輸入の際には、日本の法律で強力な薬剤による燻蒸も義務付けられています。

それによって、本来、体にいいものでありながら、われわれが口にするバナナは、安全性に問題のある食品となっているといいます。

同様に、せっかく「健康長寿の方程式」や「超免疫力」に基づく食品を揃えても、それらが安全性と栄養価を欠くようでは、健康長寿食として完璧ではなくなります。『超免疫力』に「『健康なもの』を食べれば『健康』になる。そうでないものを食べれば『病気』になる」とあるとおりで、まさに、病気になりかねません。

この本では、そういった観点での農業の現状が語られ、あるべき人間の文明の姿にも話題が及んでいます。一考に値する内容がありますから、是非、取り寄せて、ご覧いただければと思います。

（なお、私は2021年豊島区よりSDGsの特命大使の任命を受けました。安全な食糧を持続的に生産できるよう、しっかりと取り組んでまいります。）

免疫力を高め長寿を約束する「運動」法

次に、白澤先生の3本柱の2つ目、運動です。

先ほどの『健康長寿の方程式』には6番目に「週に5回20分以上の運動」とあって、『超免疫力』では「免疫力を高め、長寿を約束する『運動』法」として、同じことがより細かく出ています。

運動を週5〜6回する人は週に1回以下の運動不足の人より風邪をひく頻度が46％低い。

運動している人はウイルス感染の確率が半分。さらに感染しても病状は持続日数が41％低い。

運動が長寿につながる秘訣 高い運動耐容能と健康を保てる。

これに加えて「ただ歩くだけではダメ」と、次のような運動をするようにと、あります。

心拍数が上がるような激しい運動を加え、その状態を5分以上維持しなくては効果は期待できない。

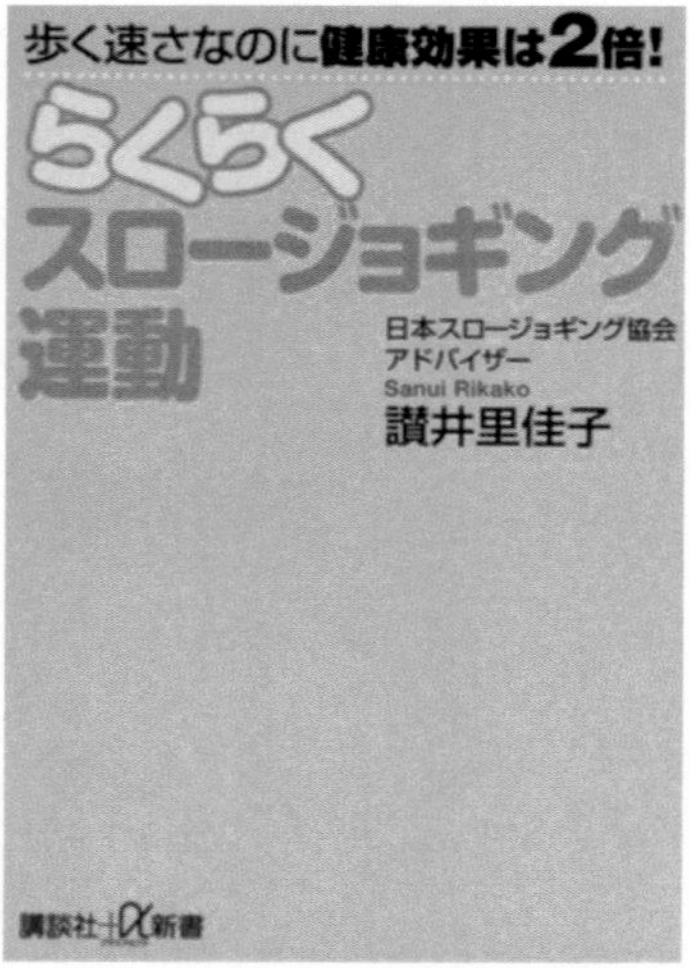

『らくらくスロージョギング運動』表紙

この『超免疫力』に示された「心拍数が上がる」運動法は、以前、朝飯会でお話しして会場のテーブルの周りを回って皆さんに試していただきました、亡くなられた田中宏暁先生のスロージョギングやALCOの運動担当をしていただいている能勢博先生のインターバル速歩と同じ考え方だといえると思います。（スロージョギングとインターバル速歩についてはMESSAGE「大人の探検学校　ホノルルマラソン完歩記」の6項目「両陛下がご採用になった健康法」以降をご覧ください）

ここでは、スロージョギングについては、田中先生のもとで学ばれた讃井里佳子先生（日本スロージョギング協会アドバイザー）の『らくらくスロージョギング運動』（講談社＋α新書）を、インターバル速歩については能勢博先生の『インターバル速歩で健康になる！』（宝島社 TJムック）と『いくつになっても自分で歩ける！図解「筋トレ」ウォーキング』（青春出版社）を挙げておきます。

『らくらくスロージョギング運動』の表紙には「歩く速さなのに健康効果は2倍！」とあって、スロージョギングの方は、今の上皇陛下ご夫妻もずっと続けられていると聞きますが、高齢になっても続けやすいのは、スロージョギングの方ではないかと、私は思います。

インターバル速歩とレセプトの点検技術の組み合わせ

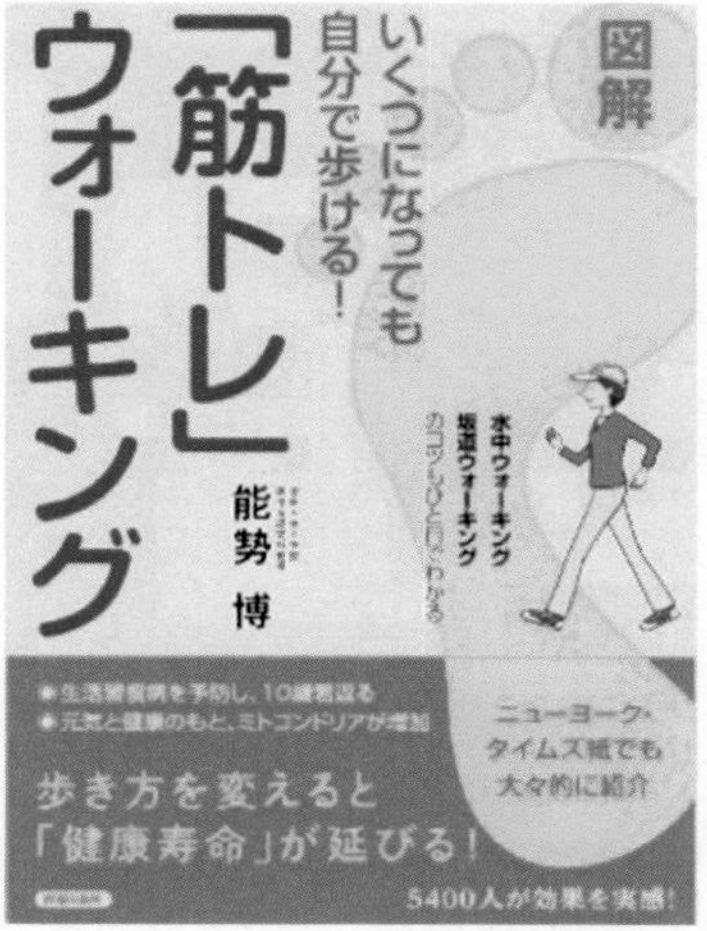

『いくつになっても自分で歩ける！図解「筋トレ」ウォーキング』表紙

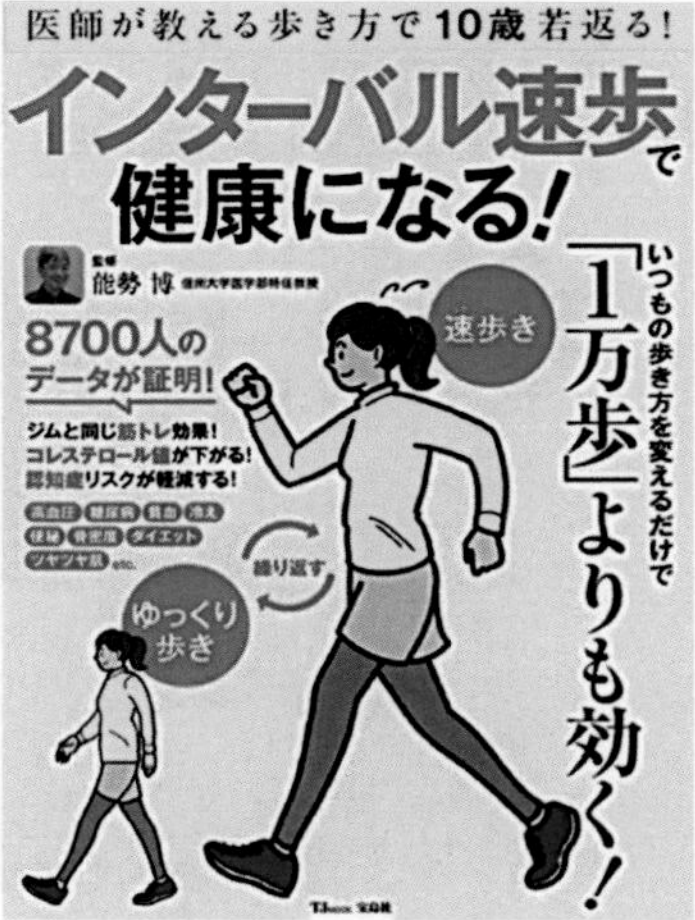

『インターバル速歩で健康になる！』表紙

一方のインターバル速歩については、ただ、のんべんだらりと歩くのではなく、しっかりした呼吸法も実施しながら「ゆっくり歩き」と「早歩き」を交互に行って心拍数を上げる運動法で、後で紹介したいと思いますが、三浦豪太さんの研究分野であるトレッキング、高低差のある山歩きで得られる効果に似た効果が得られるものです。

昨日のことですが、このインターバル速歩の能勢先生のところの研究員の松尾隆和さん（信州大学大学院医学系研究科スポーツ医科学教室研究員）がお見えになって、興味深い話を聞きました。

秋田県で、インターバル速歩とレセプトの点検技術をセットにして導入している市があって、効果の差が大変顕著に現れたということでした。

すなわち、その市では、ちゃんと検診を受けてインターバル速歩をしている人、検診を受けてインターバル速歩をしていない人、検診を受けないでインターバル速歩をしている人、検診を受けないでインターバル速歩もしていない人と、４グループに市民を分類できるわけですが、かかった医療費を比較すると、検診を受けてインターバル速歩をしている人は平均して年間およそ16万円、検診を受けないでインターバル速歩もしていない人は年間56万円と、明らかな差が、データホライゾンの解析で出たというのです。

このことは、まだ公表前で断言できませんが、レセプト解析と運動指導をセットにするということは、予防医学による医療費の適正化という課題にとって、非常に効果的でカギになる方策となるのではないでしょうか。

生きがいをもたらす旅

松尾芭蕉の『おくのほそ道』の冒頭に「月日は百代の過客にして、行きかふ年もまた旅人なり。（中略）日々旅にして、旅を栖（すみか）とす」とあります。

そのように、人生を旅と捉えられたなら、どんな人生も面白いと思えるようになります。

旅というものは、人や物との出会いがあり、驚きや感動があって、そこに生きがいが感じられるからです。

そういう意味で、芭蕉ではありませんが、私は旅が好きです。

昨年の10月には、先ほど少しお話ししましたが、丸の内朝飯会で、美谷島克実さんが隊長、椈沢先生の案内で、スリランカを旅しました。

椈沢先生は建築家で、その関係で、スリランカを代表する建築家、ジェフリー・バワさん（故人）のお宅を

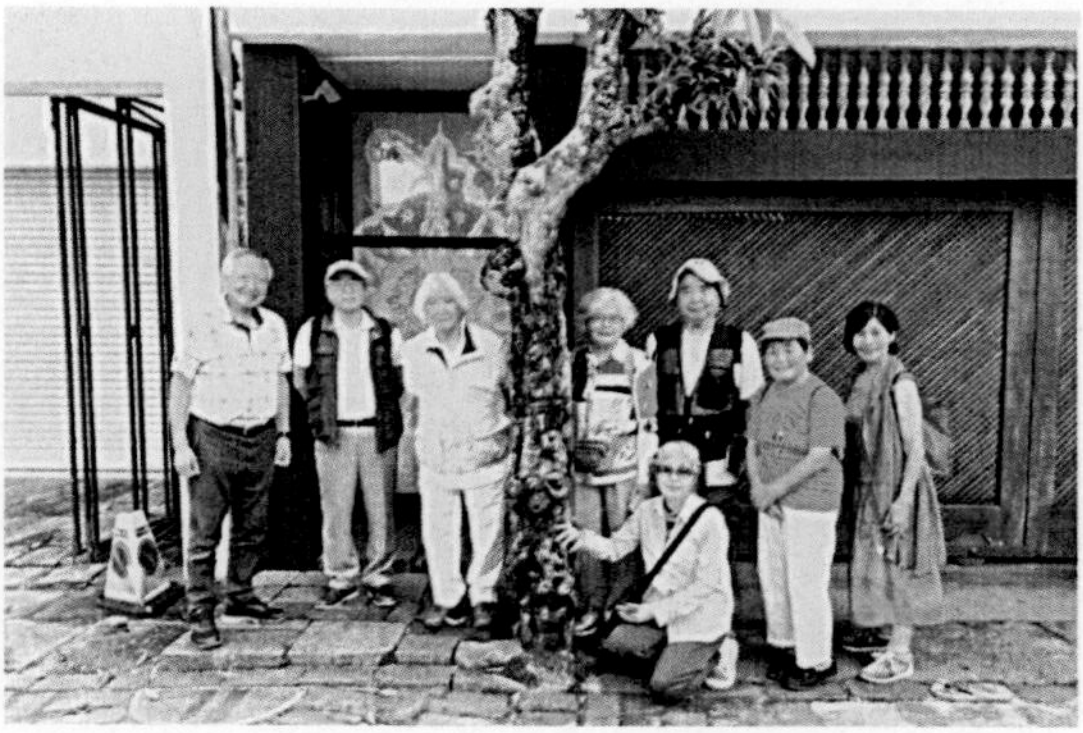

バワ宅前で

訪問しました。

椥沢先生、その時のことを、一言、お願いします。

【椥沢】

スリランカで訪問したバワさんは、非常にユニークな方で（スリランカの多数民族シンハラ人と、ドイツおよびスコットランド系の血を引く）ミックスで、イギリスで教育を受けた人です。

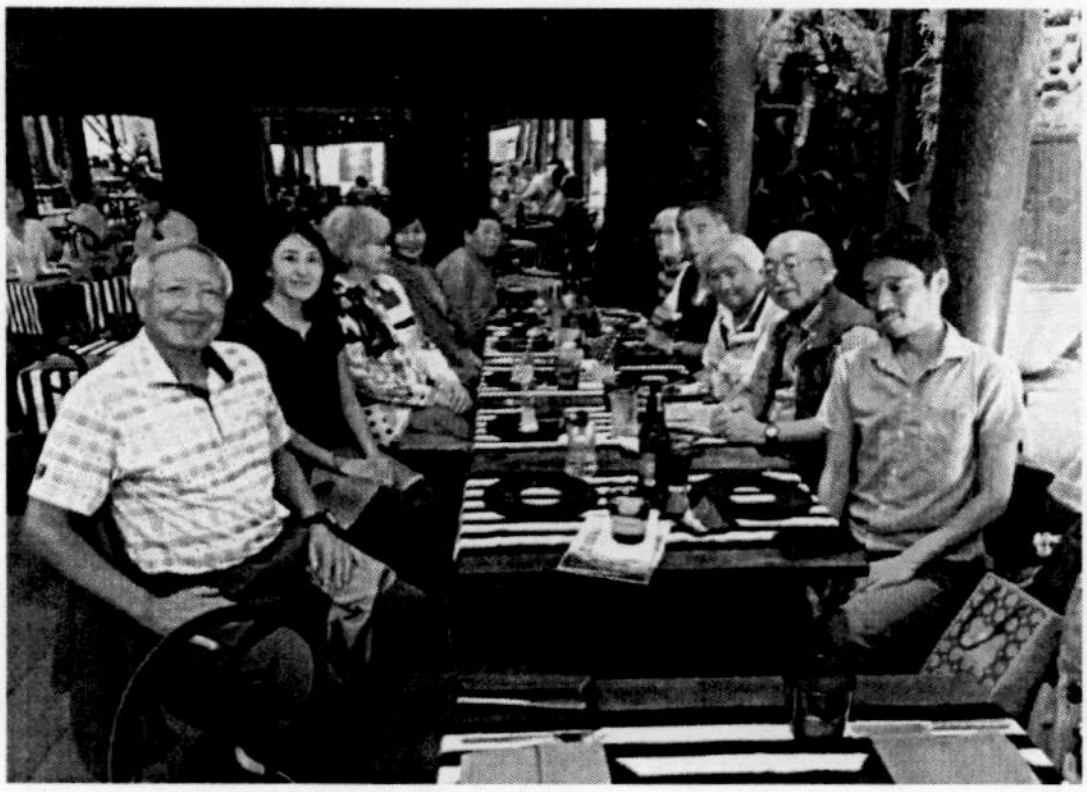

レストランでの会食風景

訪問したご自宅は、スリランカの自然を自分の生活のなかに入れようとして、自身で設計して建てられたものです。

椥沢先生、ありがとうございました。

現在、日本に帰国されていますが、スリランカで『スパイスアップ』という日本語フリーマガジンを隔月で発行している神谷政志さんも参加されて、非常に楽しいスリランカの旅でした。

アーユルヴェーダを体験する

スリランカの旅では、椡沢先生の案内で、仏教遺跡をずいぶん見せていただきましたが、同時に、アーユルヴェーダの経験もさせていただき、それに感動して、すぐに今年の1月、1週間、アーユルヴェーダの研修に出かけてきました。

アーユルヴェーダでは、人は生来「ドーシャ」という生命エネルギーを持っていると考えます。

そして、この「ドーシャ」は、風を意味する「ヴァータ」、火を意味する「ピッタ」、地を意味する「カパ」という3つの基本要素で構成され、この3つの強弱の違いで、それぞれの「ドーシャ」が決まり、それぞれの体質が決まってくるとしています。

その考えのもと、診断してもらって、自身の体質を知り、主に、それぞれに適した生活習慣と食事を摂ることで、崩れたバランスを整え、心身を正常にしようというものです。

この考え方は、食事や運動、生きがいを柱に健康長寿を得ようとする白澤先生の理論と合っていると思います。

特に、アーユルヴェーダの場合は、個々に体質が違うことを前提にしており、その体質によって摂るべき内容を、一人ひとり変えるべきとしている点は、特筆すべき点があると思いました。

このときに泊まったホテルが、バワさん設計のアーユルヴェーダに特化したリゾートホテル（ヘリタンス・

アーユルヴェーダ・マハゲダラ）で、目の前がビーチで海が見え、プールが真ん中にあって、バワさんが好きだったという白い花が咲いて、建物も外観、室内とも白を基調として、清楚な感じの素晴らしい環境のなか、施術を受けてきました。

アーユルヴェーダの本質と白澤理論

どんなことを受けてきたかというと、パンチャッカルマという一種のデトックス療法で、すべてが各人の体質に合わせて決められたものが施されたのですが、私の場合は、美しい女医さんが、まず脈をとってくださり、サウナで汗をかき、薬草と土と水で作られた飲み物を飲み、２人ひと組のスタッフがついて施術を受けました。

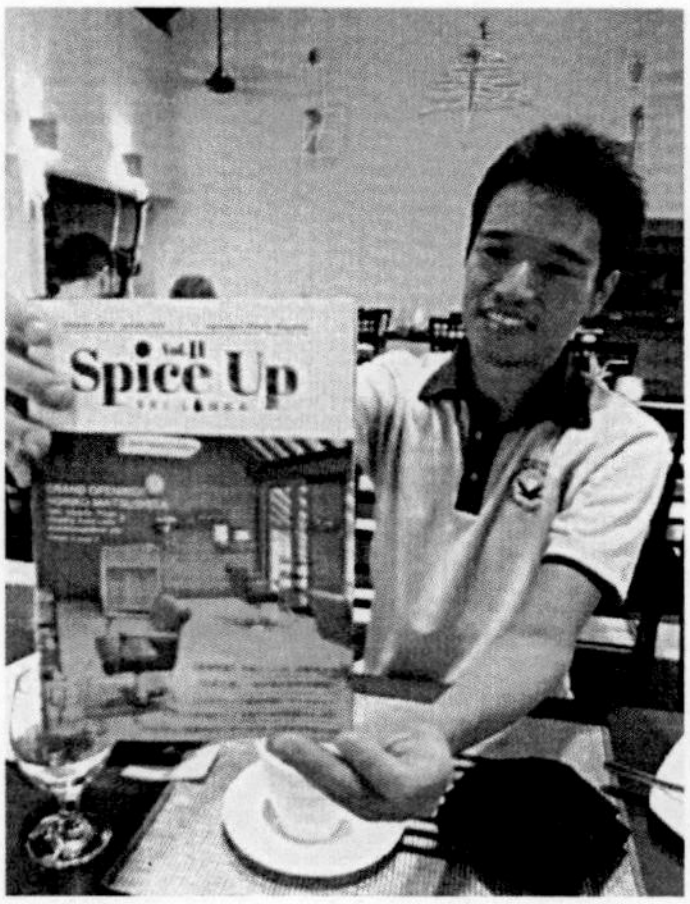

神谷政志氏

出てくる食事も、全部、植物性で、肉はありません。それで、アーユルヴェーダの考えでは、病

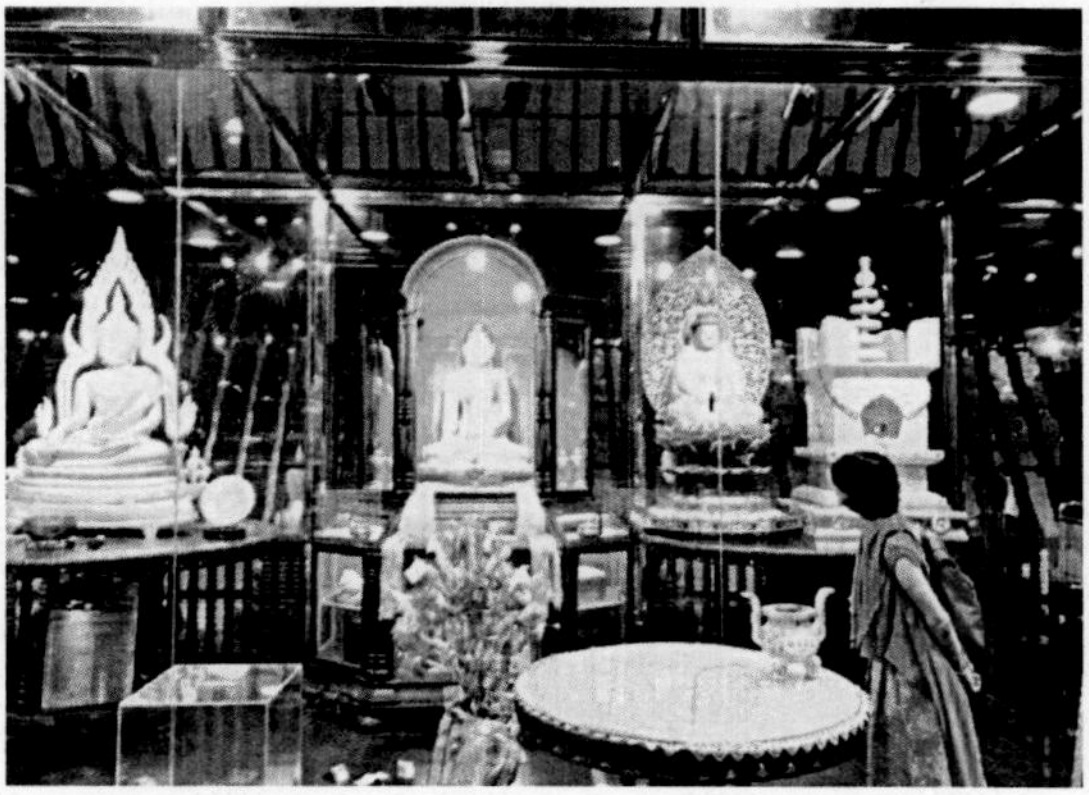
スリランカにて

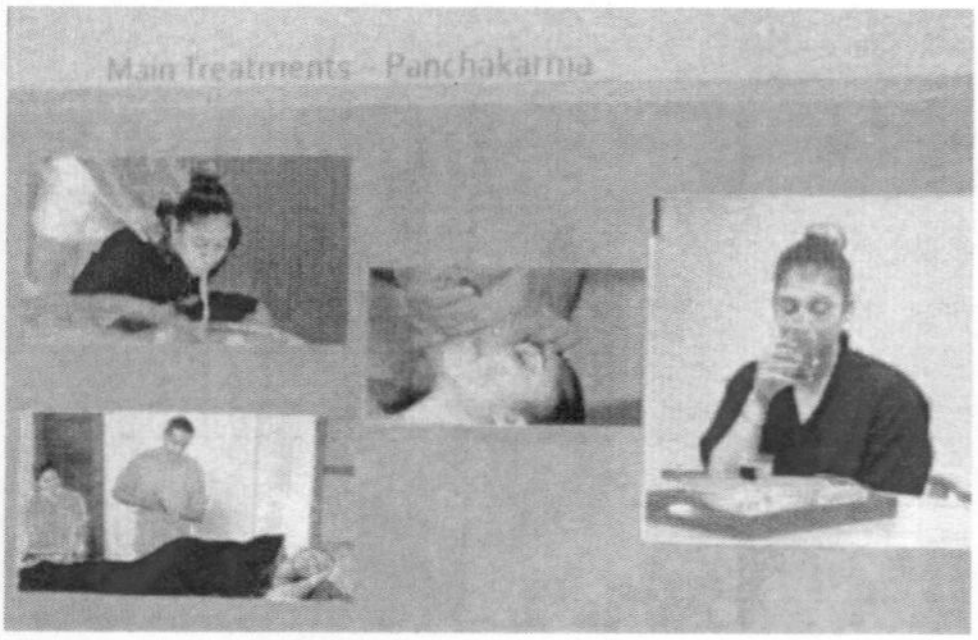

施術の説明図１（メイン）

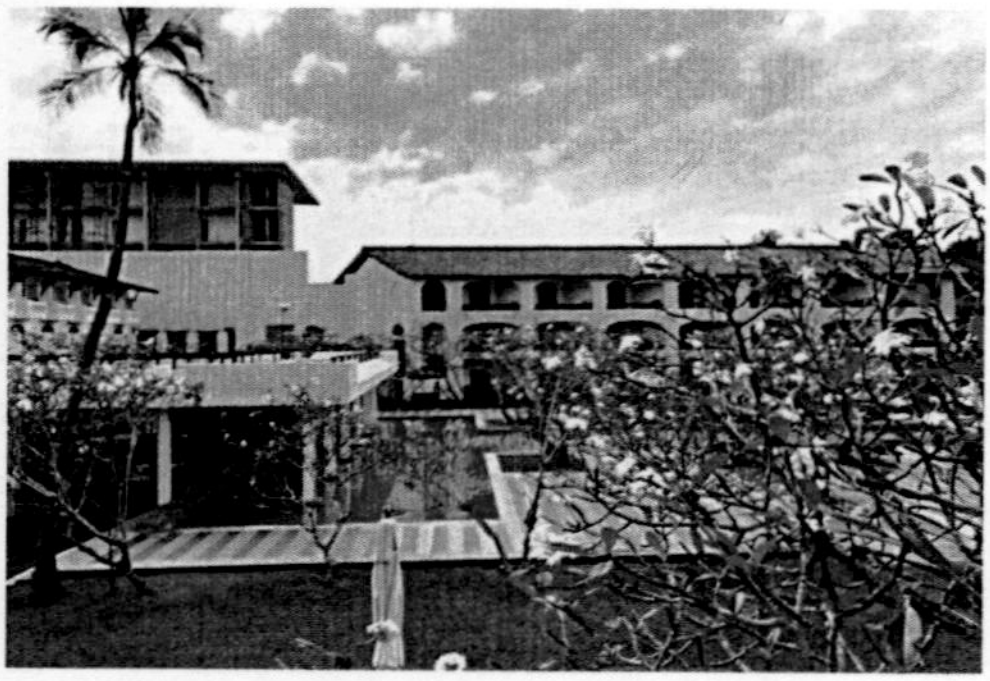

バワ氏設計のホテル１（ヘリタンス・アーユルヴェーダ・マハゲダラ）

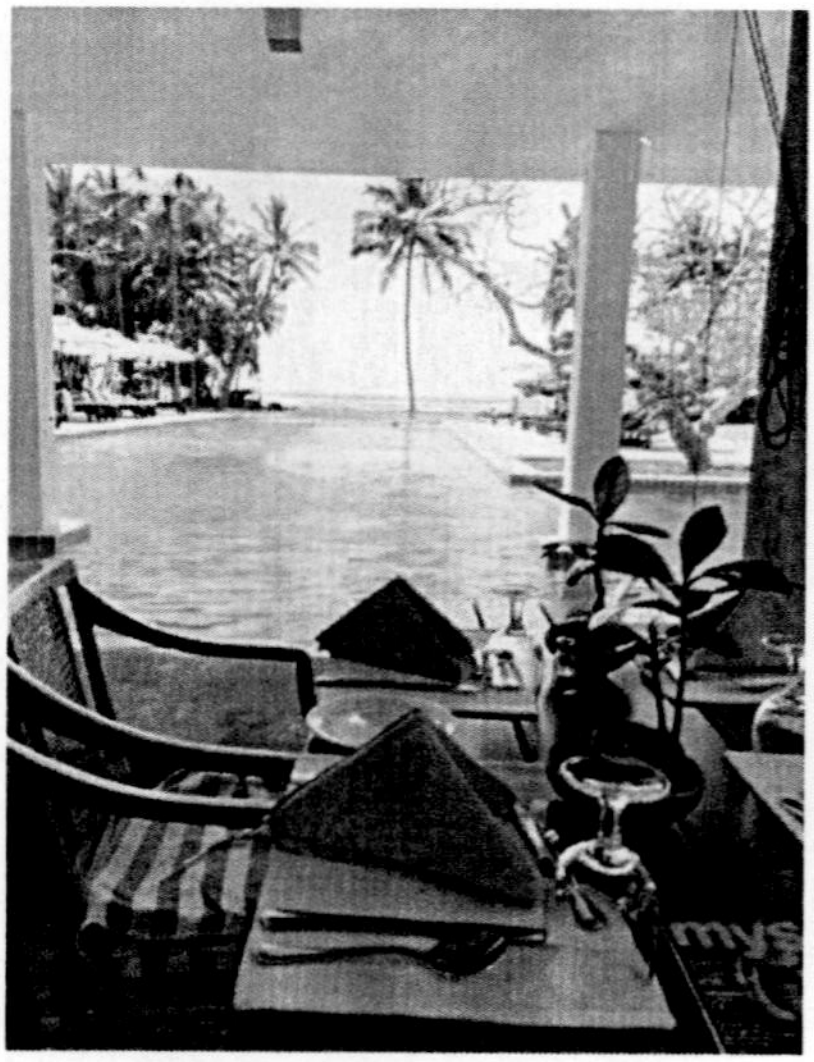

ホテル内プールサイド

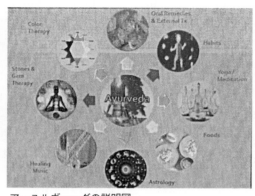

アーユルヴェーダの説明図

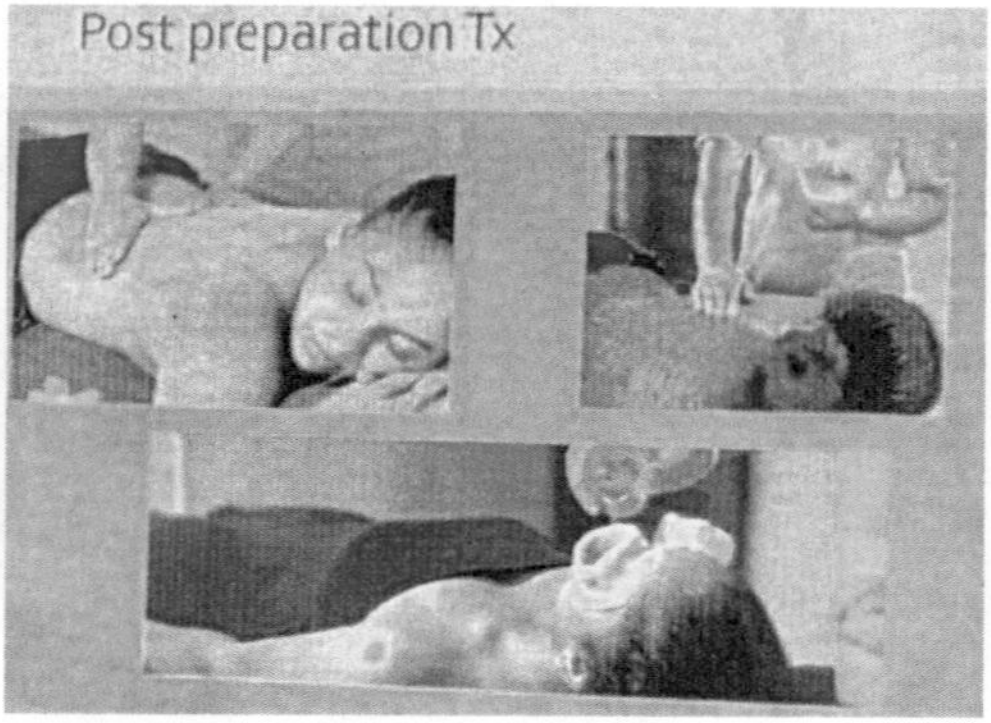

施術の説明図２（後処理）

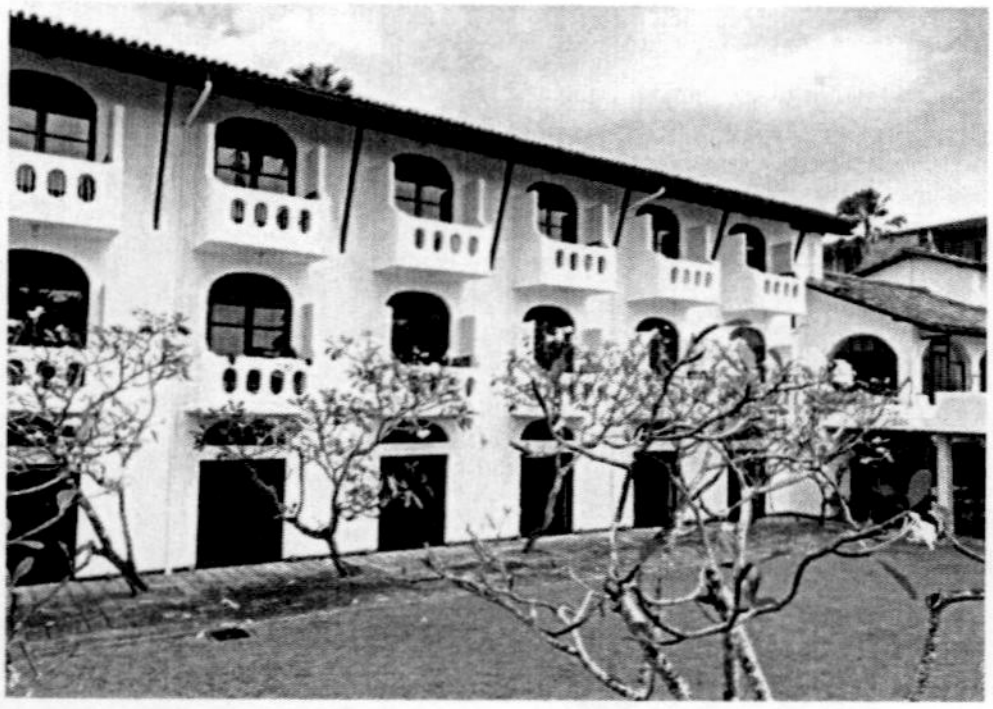

バワ氏設計のホテル２

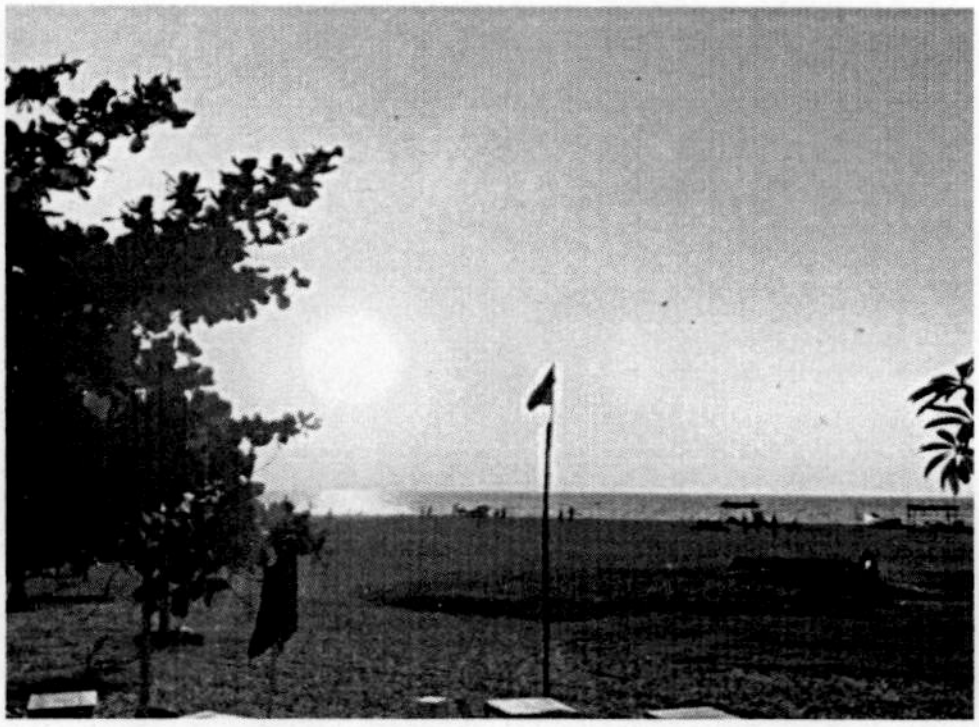

ホテル前のビーチ2

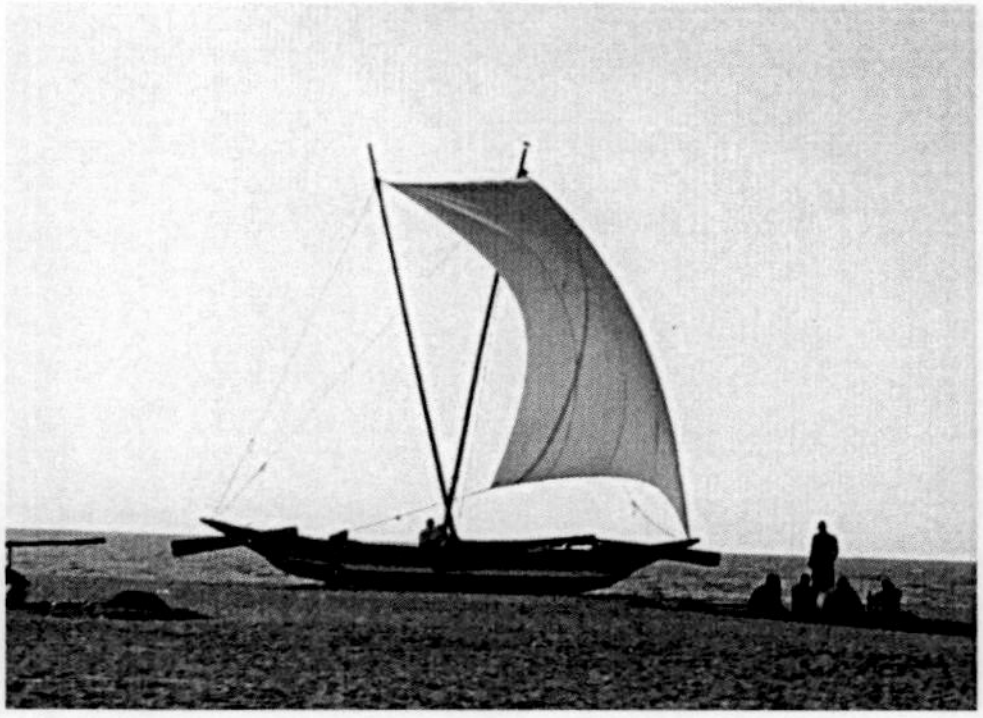

ホテル前のビーチ1

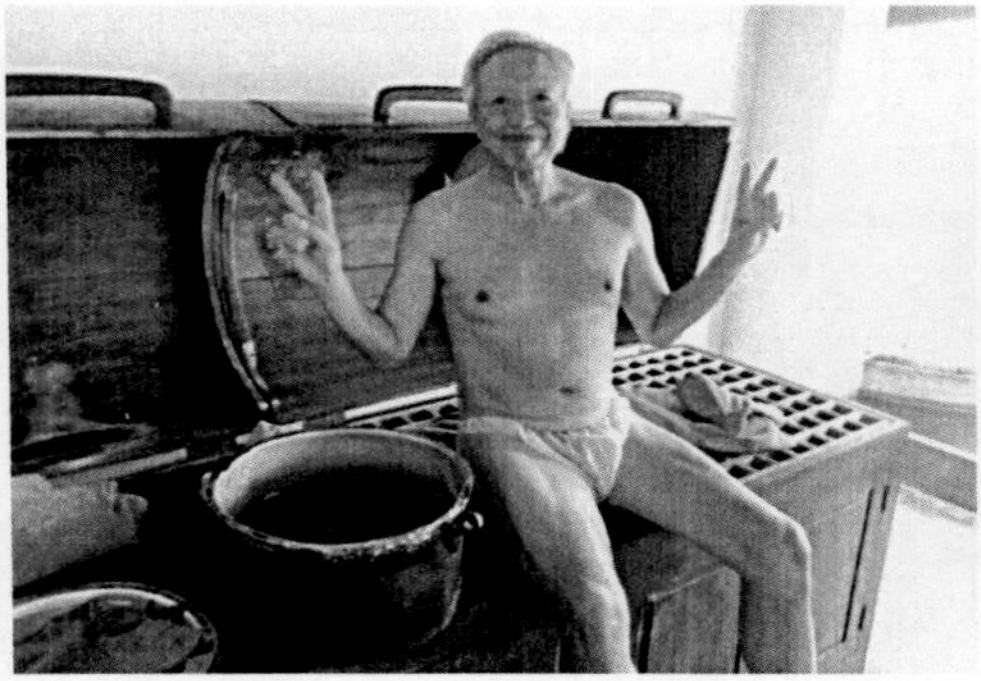

サウナ室で

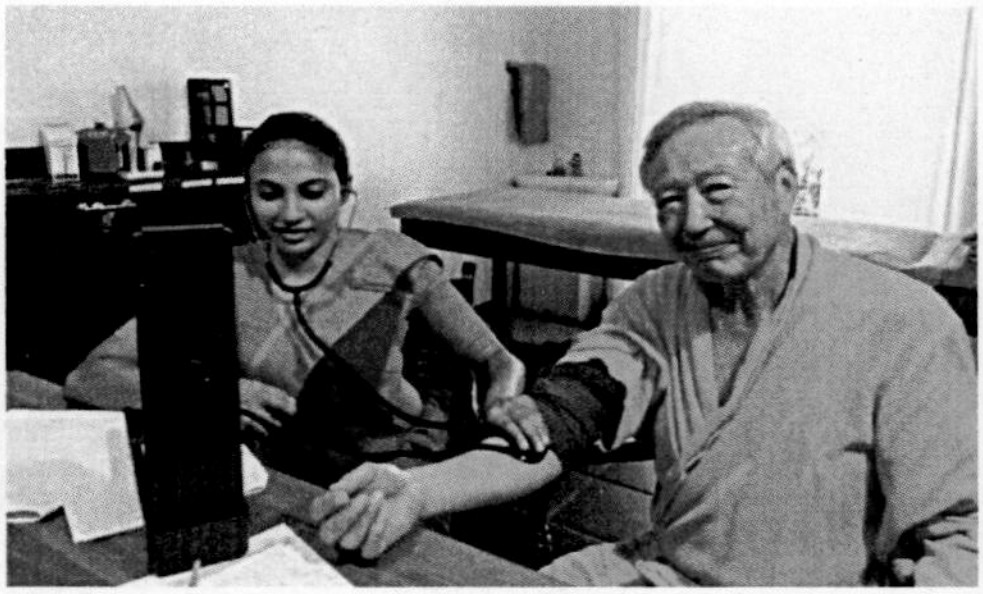

脈診を受ける

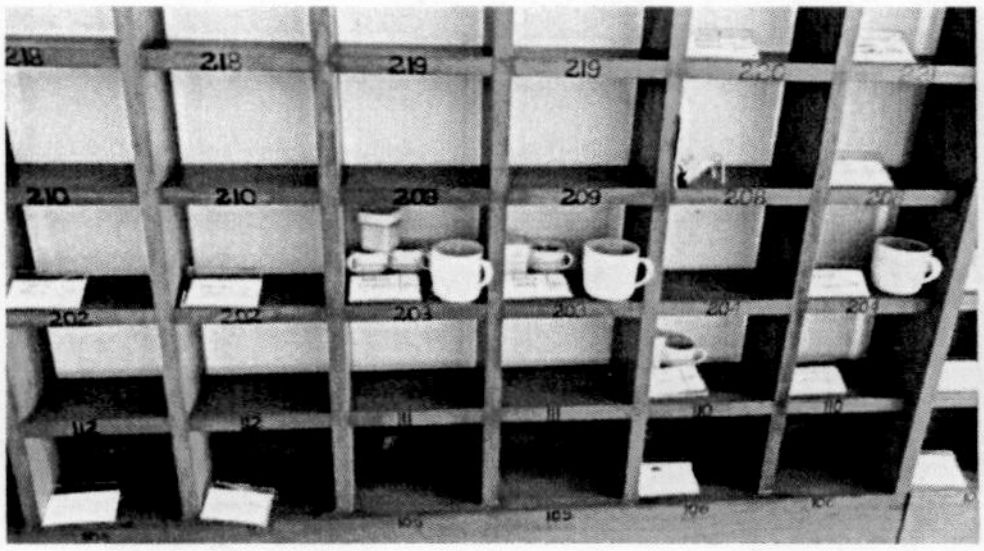

処方で違う飲み物

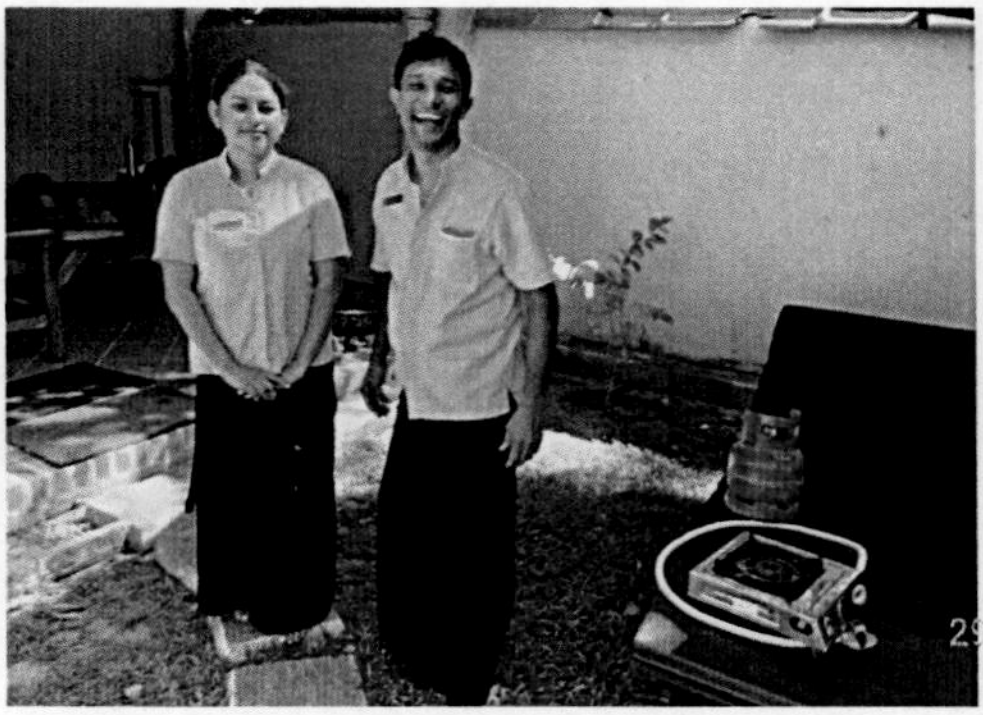

スタッフの2人

気は頭で作られるという理論で、スリランカは仏教国ですが、仏教以前からの理論だそうです。

白澤先生も、お茶の水健康長寿クリニック等で認知症予防に取り組んでおられますが、頭がどうであるかが大事で、体の痛み等も頭からくるとして診ておられると聞いていますから、先生とアーユルヴェーダの考え方は、やはり、ほとんど同じではないかと思いました。

そういうことから、東洋医学の極致であるアーユルヴェーダと共通する要素

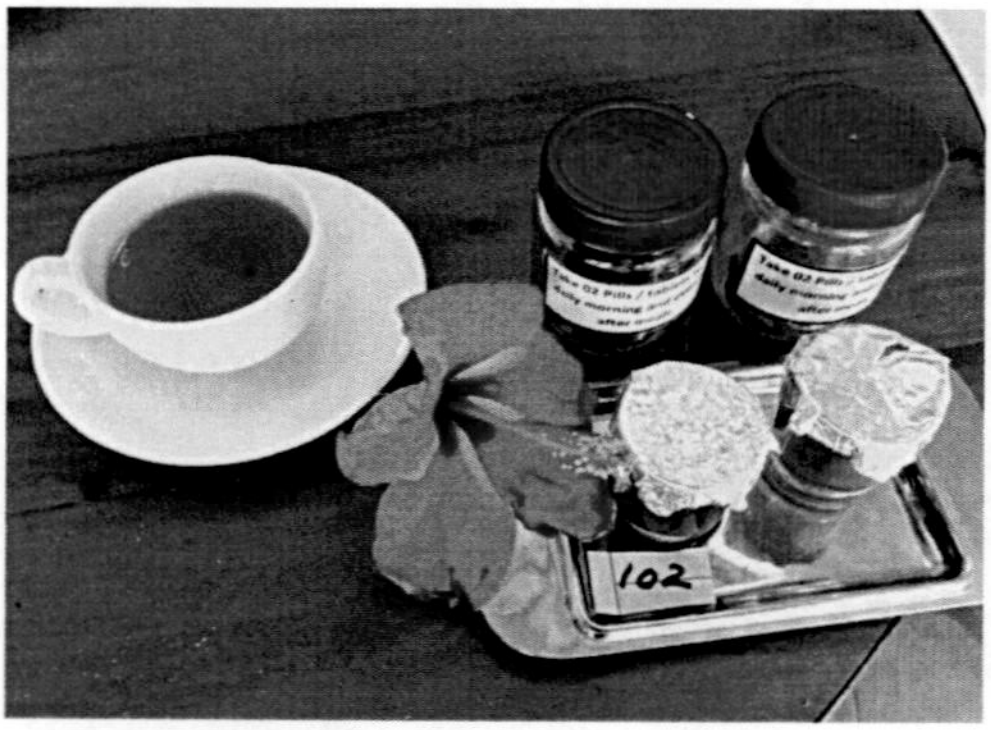

処方された健康飲料

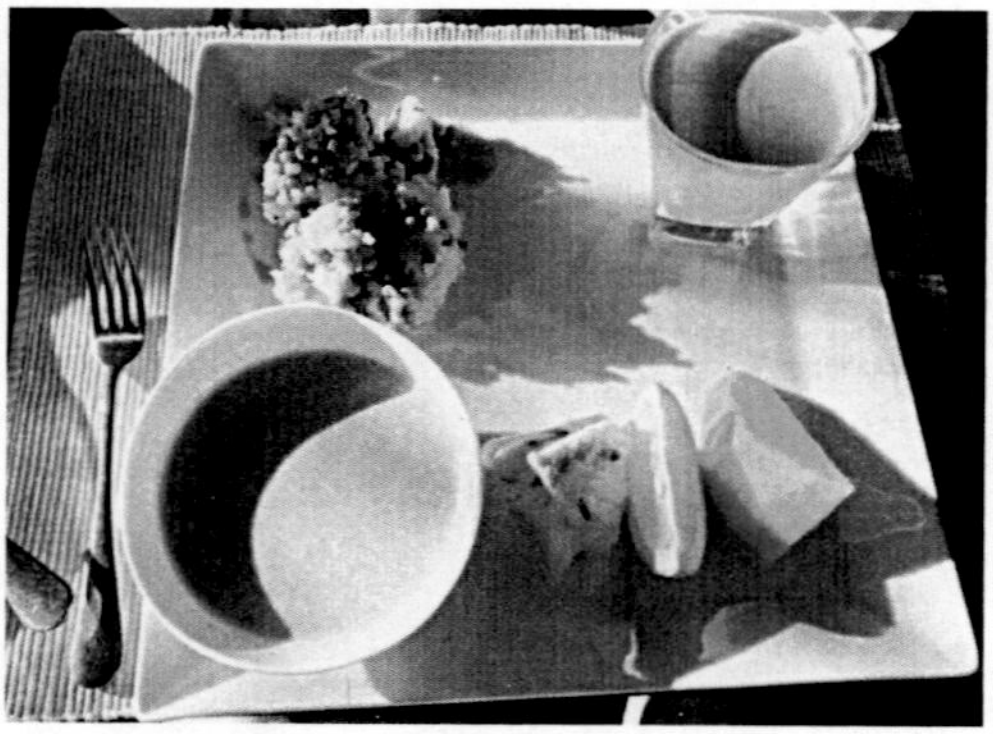
出された食事

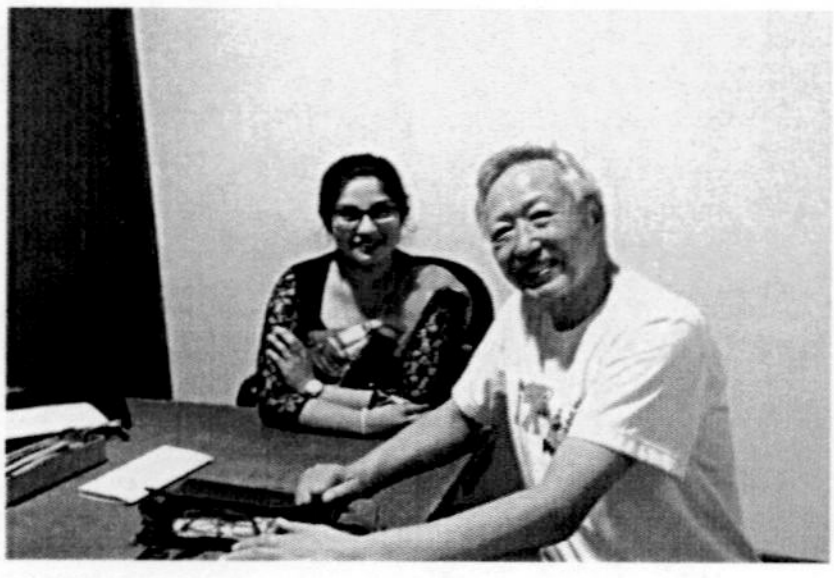
診断を受ける

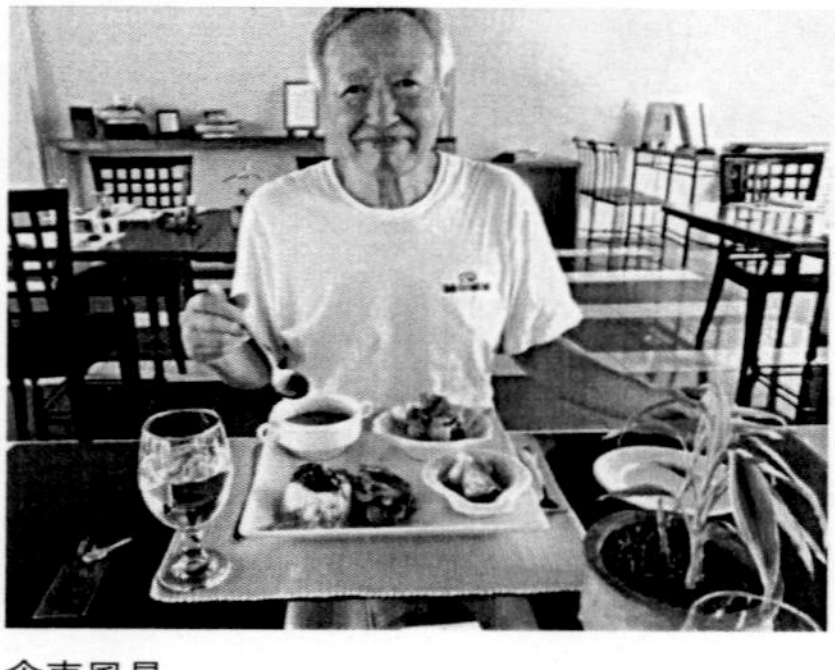
食事風景

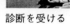

を持ち、西洋医学にも通じておられる白澤先生の考え方は、東洋と西洋を融合する今後の医療を導く理論ではないかと思っております。

三浦さん親子とメラピーク遠征

健康長寿の見本といえば、やはり三浦雄一郎さんと豪太さん親子です。

三浦さん親子とのことで、一番、思い出深いのは、ネパールの標高６５００ｍのメラピーク遠征にご一緒し

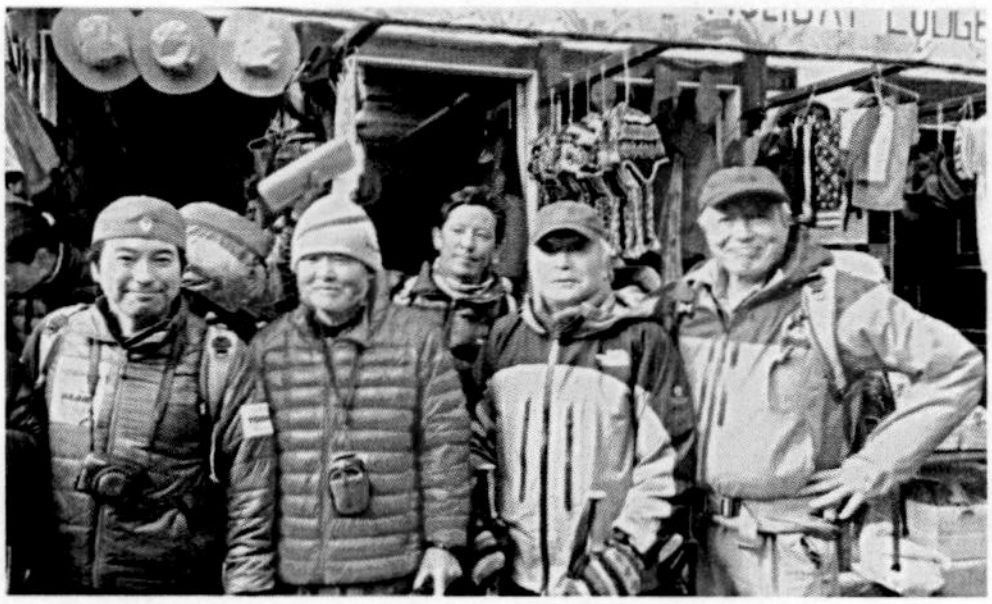

メラピーク１

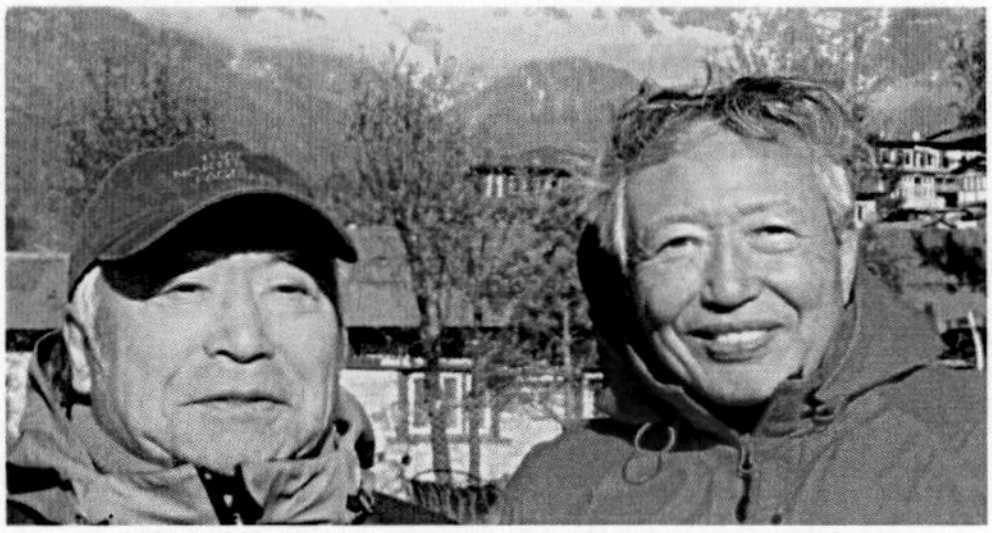

メラピーク２

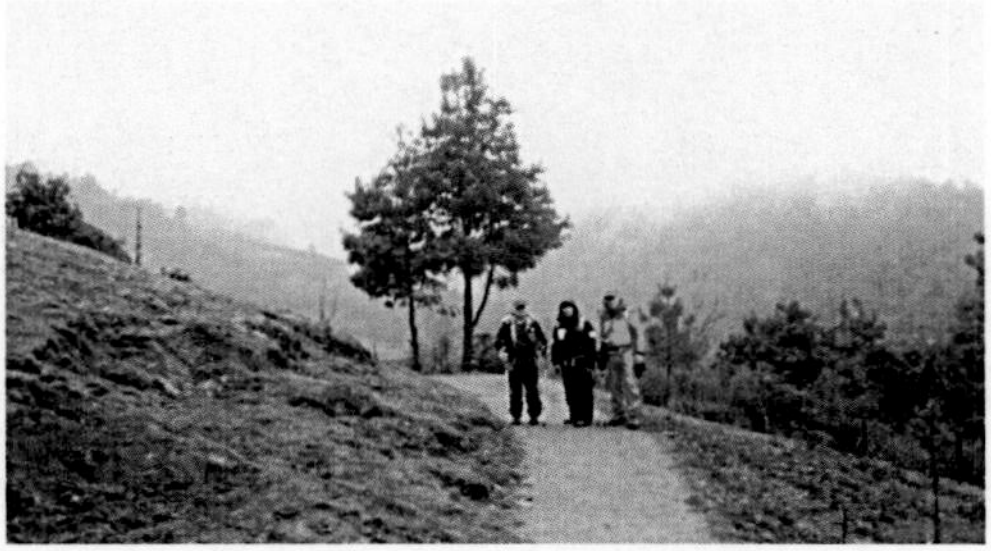

メラピーク３

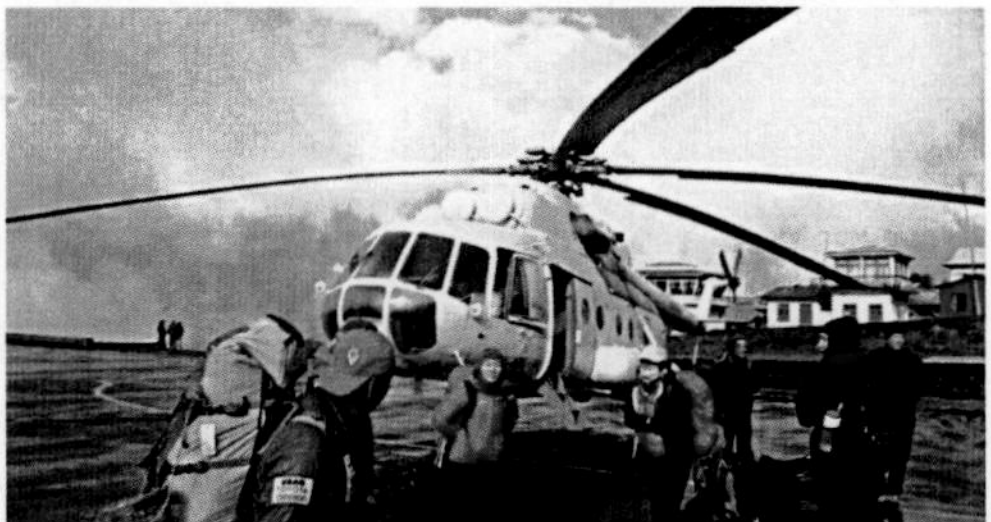

メラピーク４

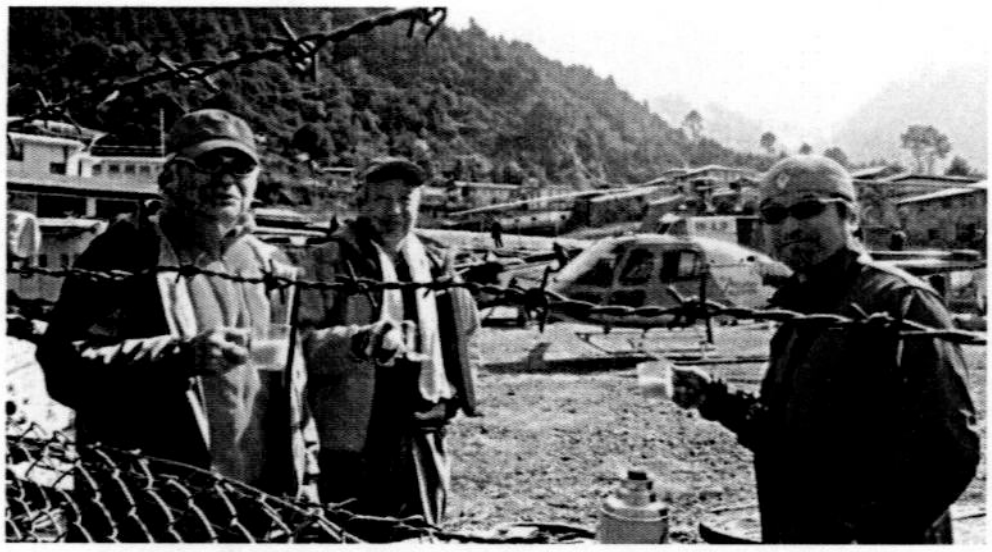
ヘリコプターを待つ間に

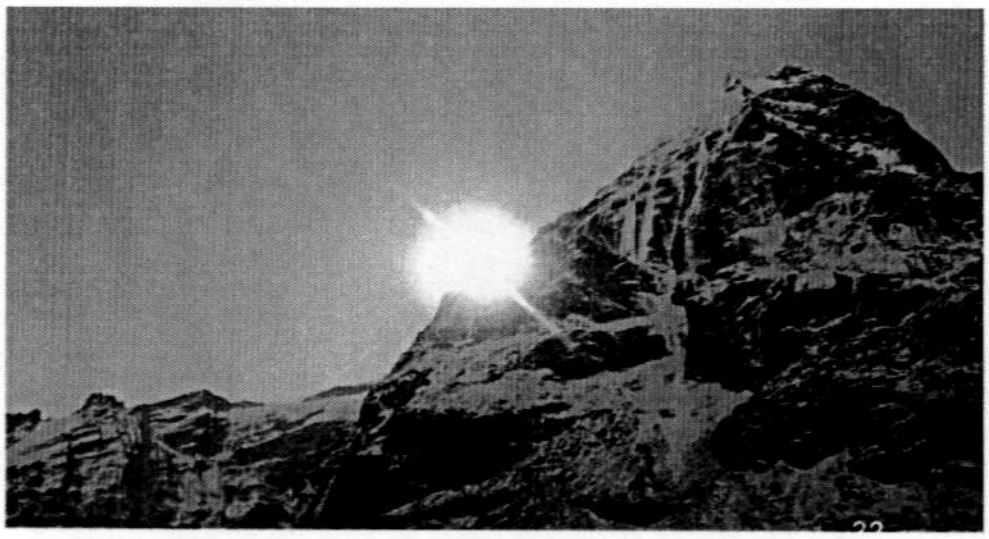
メラピークにて

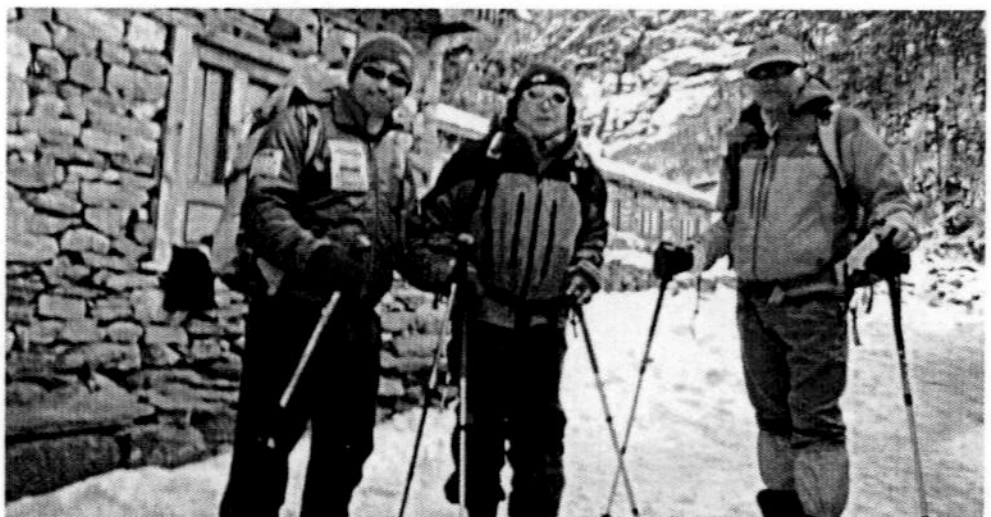
雪積もる道中

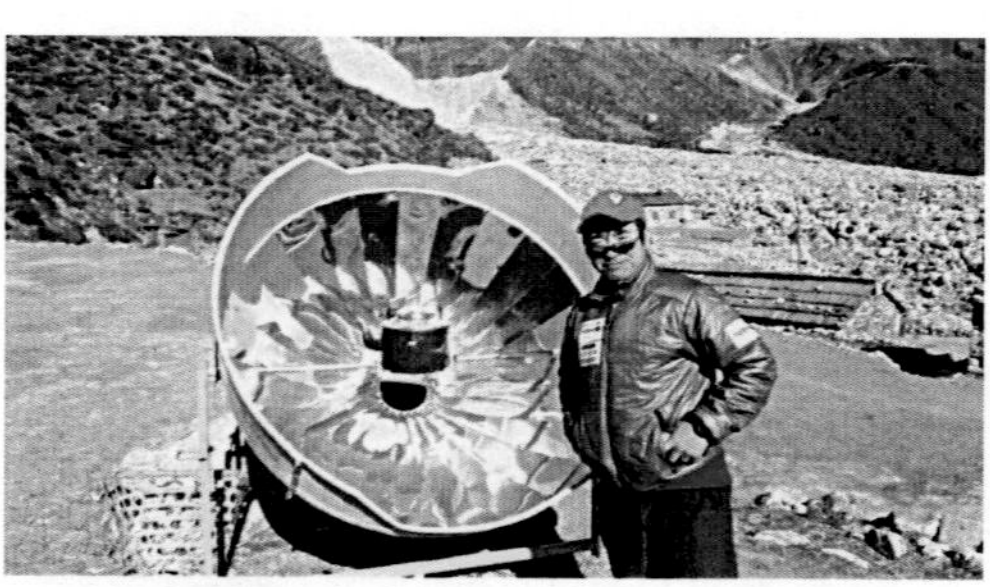
凹面鏡で湯沸かし

たときのことです。

三浦雄一郎さんは、ご承知のとおり平成25年（２０１３年）の5月、80歳でエベレスト登頂を果たされましたが、その１年半前の平成23年（２０１１年）11月、訓練のためにメラピークに親子で登られたのですが、私も誘われて５８００ｍのハイキャンプまでご一緒したのです。

実は、その年の１月、三浦雄一郎さんを隊長とする南極ツアーに参加しており、南極で、一緒に小さな雪の丘に登りました。

そのとき、雄一郎さんから「今度、メラピークに行くのだけれど、一緒に行こう。この丘に登るような簡単なところだから」と誘われて、軽い気持ちで「はい、はい」と、ご一緒したら、いや、キツイところでした。

当然ながら、雄一郎さん親子は、何ということもなく頂上まで上がって、そこからスキーで降りてこられましたが、私は５８００ｍのハイキャンプまででしたが、道中、寒くて雪が降って凍っていて、私にとって未経験の高度のため、酸素吸入が必要になって、「何が簡単な丘ですか」と、言いたくなるくらい大変でした。

（南極とメラピーク遠征の詳細はＭＥＳＳＡＧＥ「南極へ行って来た!!!」と「三浦雄一郎、豪太父子とのメラピーク遠征」の項をご覧ください）

それで、メラピークに向かうのに、ヘリコプターを利用したのですが、天候不良ということで３日間、待た

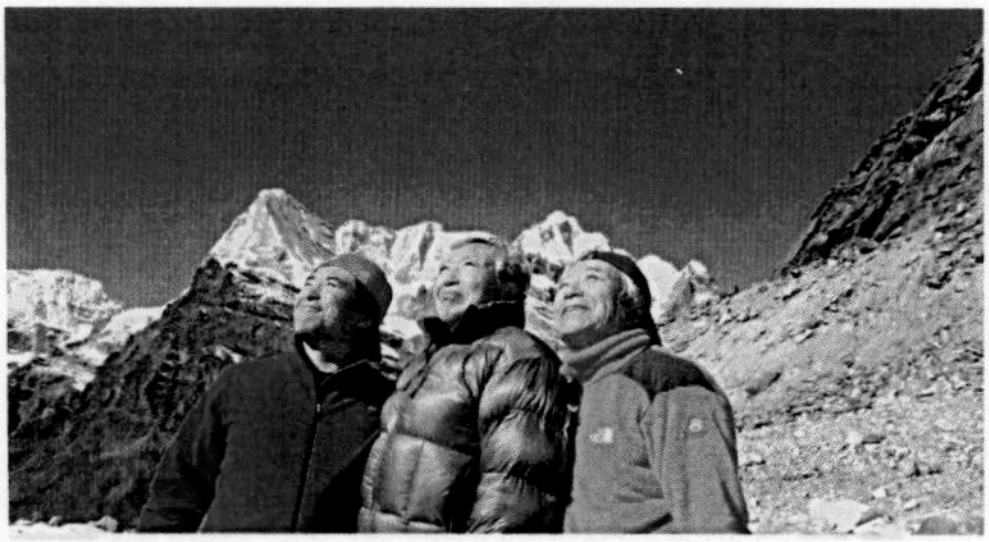

山を背景に

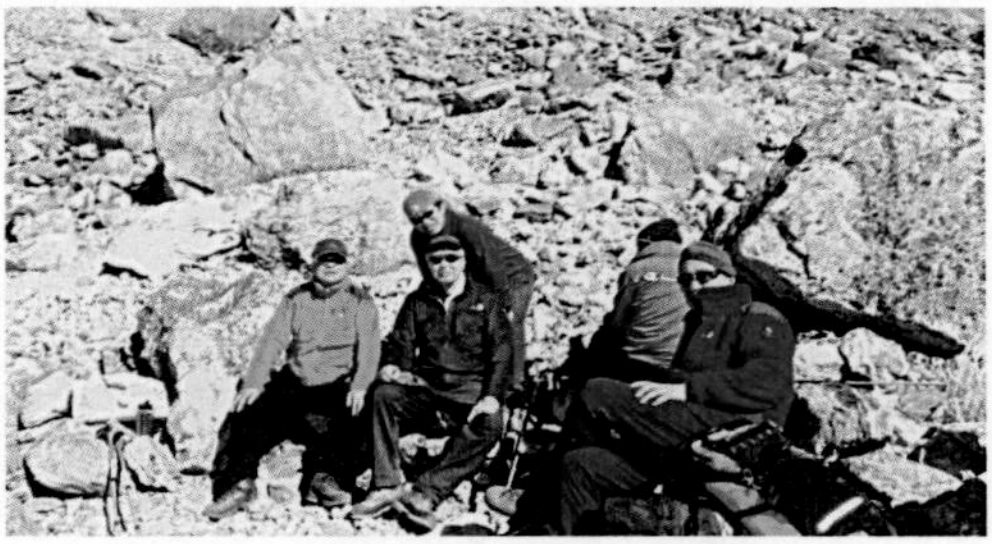

登山コーディネーター貫田宗男氏（右端）と

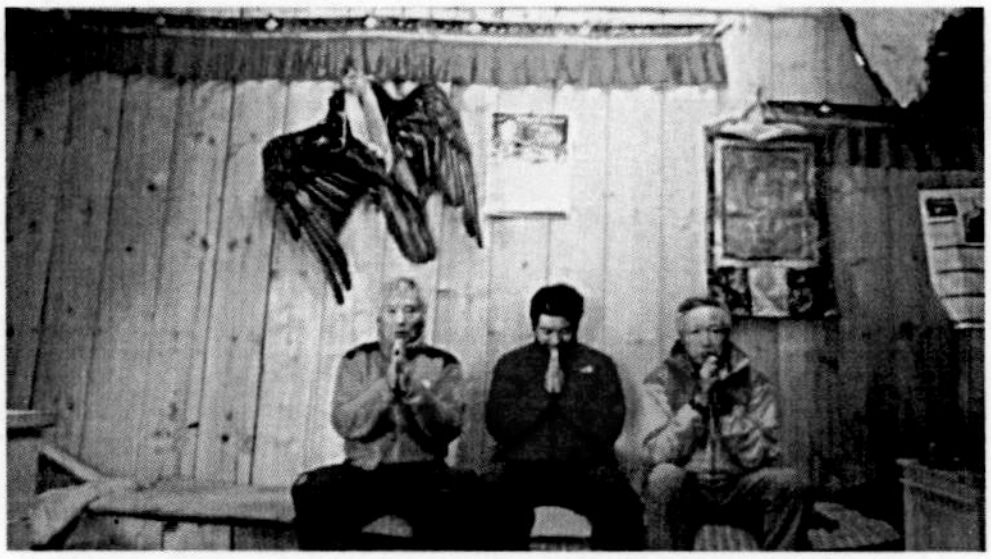

寺院で祈る

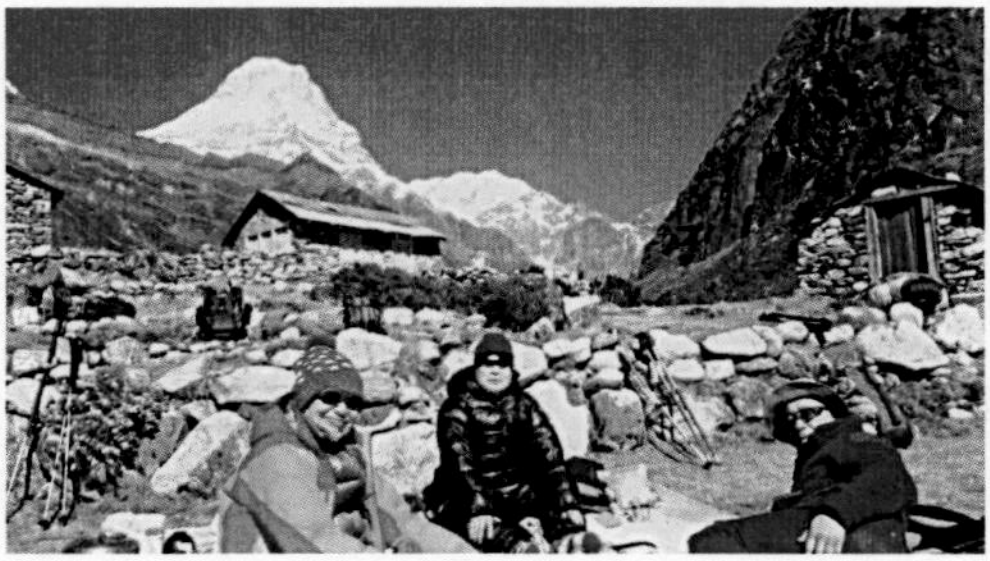

道中ひと休み

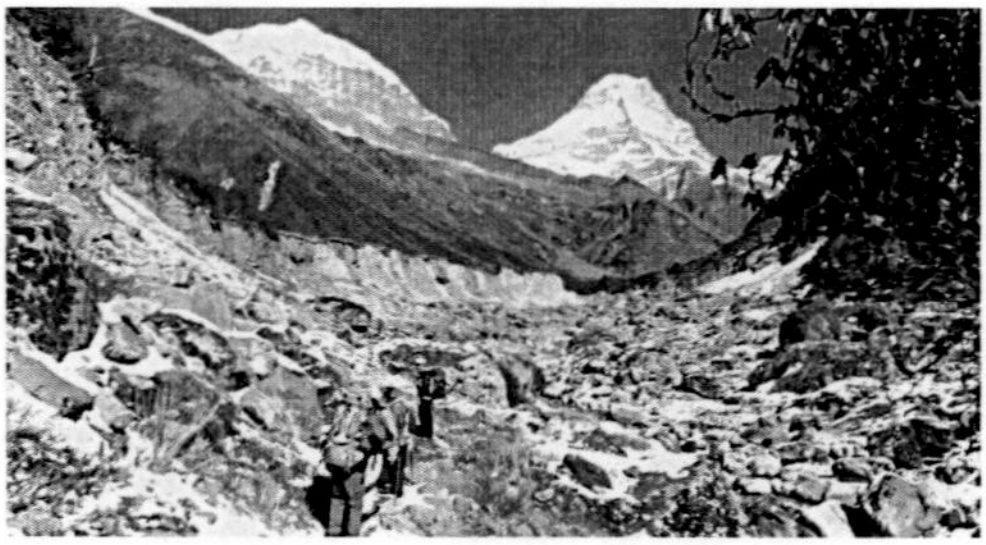

メラピークに向かって

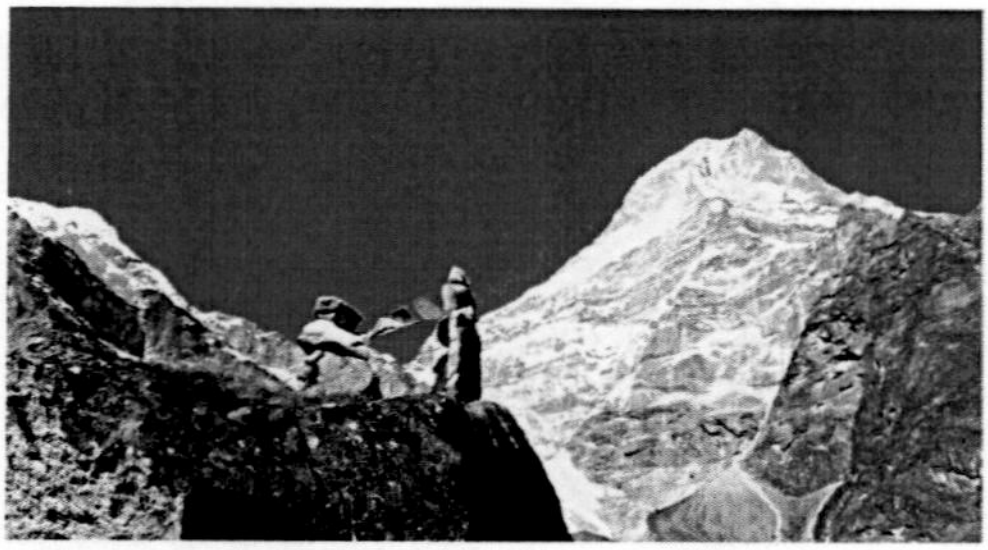

メラピークを望む

されました。

この待機中、一緒だったのは、雄一郎さん、豪太さん、そして私の３人だけだったので、待っている間、専門家の２人から、いろいろな話を聞くことができました。

特に、雄一郎さんから、じっくり聞くことができ、それは私の宝となっております。

山をバックに、雄一郎さん、豪太さんと、そのとき撮った記念写真がありますが、雄一郎さんから「竹岡さん、真ん中に」といわれて私が中央に立ったその写真もまた、貴重な私の宝物です。

この旅では、道中の寺院で一緒に祈ったり、大きな凹面鏡を使って湯を沸かすという珍しい光景を見たりと、たくさんの思い出ができました。

しっかり吐け

それで、雄一郎さんから教わったもっとも大切だと思ったことは「歩みと呼吸を合わせなさい」それから「しっかり息を吐きなさい。吐けば自然に新鮮な空気が入ってくるから」ということです。

これは、人生に通じる言葉だと思いました。

「吐けば自然に入ってくる」とは「人のために働けば、自然に自分に必要なものが入ってくる」という教えだと思いました。

この後、２０１６年4月末から5月始めにかけて、今日の朝飯会にも参加されている月本房子さん、T＆Yの清水さんらが参加されましたが、「豪太会」でラリグラス・グループというグループを作って、エベレスト街道の旅をして、梛沢先生も関係されているホテル・エベレスト・ビューまで行ってまいりました。

その旅では、訓練で現地入りされていた三浦雄一郎さん、豪太さん親子が、ホテル到着の前、ナムチェで迎えてくださり、ホテルでは、われわれの手で正式の茶会を催して、雄一郎さんをはじめ三浦隊の皆さんに喜んでいただくことができました。（詳細はMESSAGE「ホテル・エベレスト・ビューでの茶会」の項をご覧ください）

このように、三浦さん親子とは何度もご一緒させていただきましたが、大きな目標を据えて生きがいの人生を歩まれているその姿にふれるたびに、まさに健康長寿の見本であると思います。

そして、この後、雄一郎さんは、ギネスに掲載される最高齢でのエベレスト登頂を果たすわけですが、豪太さん、その時のことを、少しお話をお願いします。

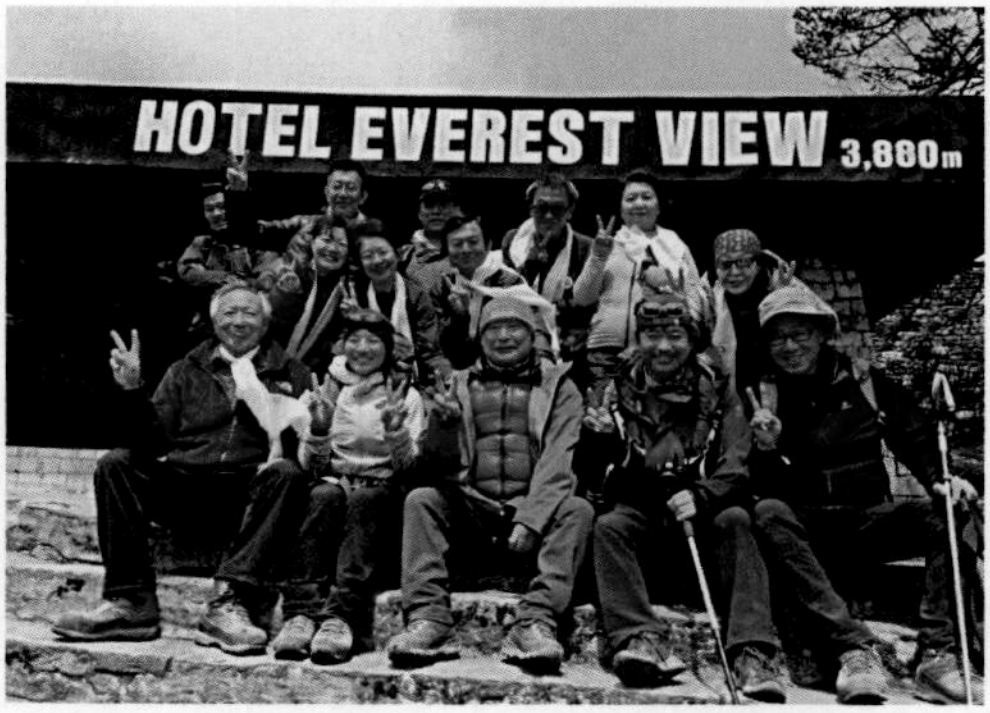

ホテル・エベレスト・ビューにて豪太会ラリグラス・グループと

【三浦豪太】

竹岡さんと行ったメラピークは、実は私は初めてで、父が竹岡さんを誘ったのは、前に楽しく頂上からスキーで滑った思い出があったからでした。

とはいえ、標高６０００ｍとなると、平地の半分以下の酸素濃度になってしまいますから、キツくないということはありません。

私の経験上、酸素が少なくなると人は老化するのと同じような体調に陥ります。

しかし、その後、平地に戻ると、前より体調が元気になります。

その経験から、低酸素に体をさらすことによって、アンチエイジングにつながるのではないかということを、私の研究としてきました。

それで、メラピークの翌年、父は80歳でのエベレスト登頂をしたわけですが、これは、今でも完治していないのですが、心房細動という不整脈の症状を抱えていて、心臓にカテーテル・アブレーションといって、神経細胞をうまくつなぐために焼き付ける手術を、10年間に8回ほど受けた上での挑戦でした。

普通なら、挑戦どころではない体です。

その上、登頂の4年前には、スキー場でジャンプ台から飛んで、お尻から落ちてしまって、骨盤骨折という重傷を負ってしまいます。

通常、75歳以上は後期高齢者といわれますが、後期高齢者にとって一番避けるべきリスクは下肢の骨折で、寝たきりになる人の約30％は、それが原因とされます。

そのとき父は76歳でしたから、さすがにこうなったらエベレスト登頂は諦めるのかなと思いながら病院に見舞いに行ったところ、「豪太、これは、ちょうどいいリセットの機会となっている。ここは、リセットするに最高の環境だ。黙っていても食事は出てくるし、寒くもないし、何よりも美人の看護師さんが、裸の体を拭いてくれる」と、どこまでもプラス思考で、けっして目標を捨てませんでした。

こうして父は、持病と骨折を抱えながら、あくまでも4年後にエベレストに登ることを目標に掲げてトレーニングを続けました。

エベレストへ向かう直前、体力測定をしました。

すると、骨盤骨折は特に左側がひどい状態でしたが、左脚の付け根から先の足の部分の柔軟性と筋力は、ケガする前よりも後の方が強くなっており、記録のある69歳以降の毎年の体力測定のデータを見ると、80歳のこのときが、全般的にもっとも良いとの結果となりました。

竹岡さんが、先ほどから「生きがい」がとても重要といわれておりますが、まさに、エベレストに登るという目標が生きがいとなって、父の体を変え、回復させたのではないかと思っています。

父が言うことには、世の中には健康法には2つあって、1つはアンチエイジングのデータに基づいた、いわば守りの健康法で、もう1つは、目標を前提にした攻めの健康法で、目標を達成するのに見合った体力を付けることで健康になるというものです。

その上で申し上げると、父親の場合、その目標がエベレストということですが、目標や夢を持てば自然に体が回復したわけでなく、食事から運動から、生活のすべてを見直して、夢の達成に収束させていったことで体の状態を改善できたということだったと思います。

貴重な証言を、ありがとうございました。

ポジティブに物事を捉えられるところと、備えの周到さに、雄一郎さんの成功と健康長寿の秘訣があったということですね。

コロナ禍の現状では、多くの人がネガティブな感情に陥りがちですが、それでは闇から抜け出せません。雄一郎さんの存在は、われわれの希望の星として、生き方の模範といえると思います。

心身の変調に気をつける

『日本経済新聞』に、精神科医の大野裕（ゆたか）さん（一般社団法人認知行動療法研修開発センター理事長）が週1で連載されている「こころの健康学」の10月5日の回に「心身の変調に気をつける」との表題で、注目すべき内容がありました。

そこには「新型コロナウイルス感染症の拡大で『生存』『人間関係』『次世代』の3つの危機に私たちが直面」しているとあって、

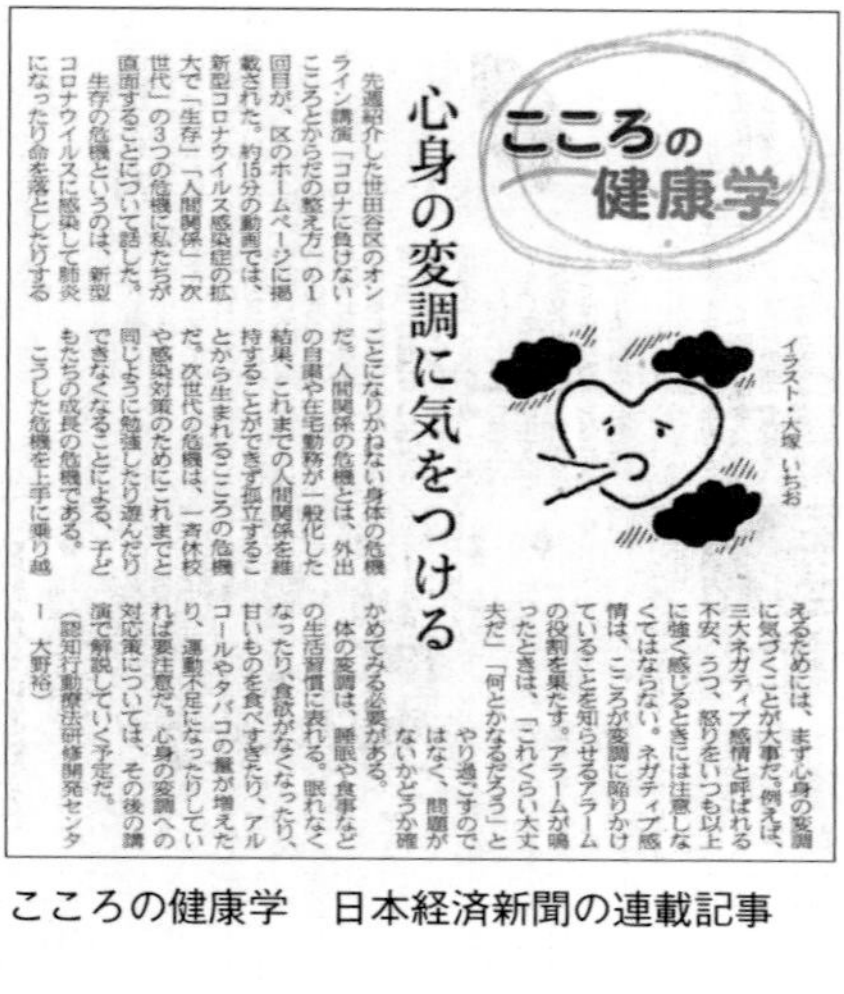

心身の変調に気をつける

先週紹介した世田谷区のオンライン講演「コロナに負けないこころとからだの整え方」の1回目が、区のホームページに掲載された。約15分の動画では、新型コロナウイルス感染症の拡大で「生存」「人間関係」「次世代」の3つの危機に私たちが直面することについて話した。

生存の危機というのは、新型コロナウイルスに感染して肺炎になったり命を落としたりすることになりかねない身体の危機だ。人間関係の危機とは、外出の自粛や在宅勤務が一般化した結果、これまでの人間関係を維持することができず孤立することから生まれるこころの危機だ。次世代の危機は、一斉休校や感染対策のためにこれまでと同じように勉強したり遊んだりできなくなることによる、子どもたちの成長の危機である。

こうした危機を上手に乗り越えるためには、まず心身の変調に気づくことが大事だ。例えば、三大ネガティブ感情と呼ばれる不安、うつ、怒りをいつも以上に強く感じるときには注意しなくてはならない。ネガティブ感情は、こころが変調に陥りかけていることを知らせるアラームの役割を果たす。アラームが鳴ったときは、「これくらい大丈夫だ」「何とかなるだろう」とやり過ごすのではなく、問題がないかどうか確かめてみる必要がある。

体の変調は、睡眠や食事などの生活習慣に表れる。眠れなくなったり、食欲がなくなったり、甘いものを食べすぎたり、アルコールやタバコの量が増えたり、運動不足になったりしていれば要注意だ。心身の変調への対応策については、その後の講演で解説していく予定だ。

（認知行動療法研修開発センター　大野裕）

こころの健康学　日本経済新聞の連載記事

それは「命を落とす危機」「これまでの人間関係を維持できないことによる孤立の危機」「学校での勉強や遊びがこれまでどおりできないことによる子どもたちの成長の危機」ということですが、その3つの危機で陥るのが「心身の変調」であると指摘されています。

そして「心身の変調」は、「不安、うつ、怒り」といったネガティブ感情の増加に表れると、注意が促されていました。

ハーバードの人生を変える授業

それで、このネガティブ感情を乗り越えるという観点で、ふれておきたい本が、タル・ベン・シャハー著『ハーバードの人生を変える授業』（成瀬まゆみ訳、大和書房だいわ文庫）です。

全部で52の幸せになる法則が掲載されているのですが、特に「感謝すること」が強調されていて、アメリカでもっとも人気があるテレビ・トーク番組の黒人女性司会者オプラ・ウィンフリーの次の言葉が紹介されています。

何が起きようとも感謝できるようになると、チャンスやいい人間関係、お金までもがもっと流れこんでくるように

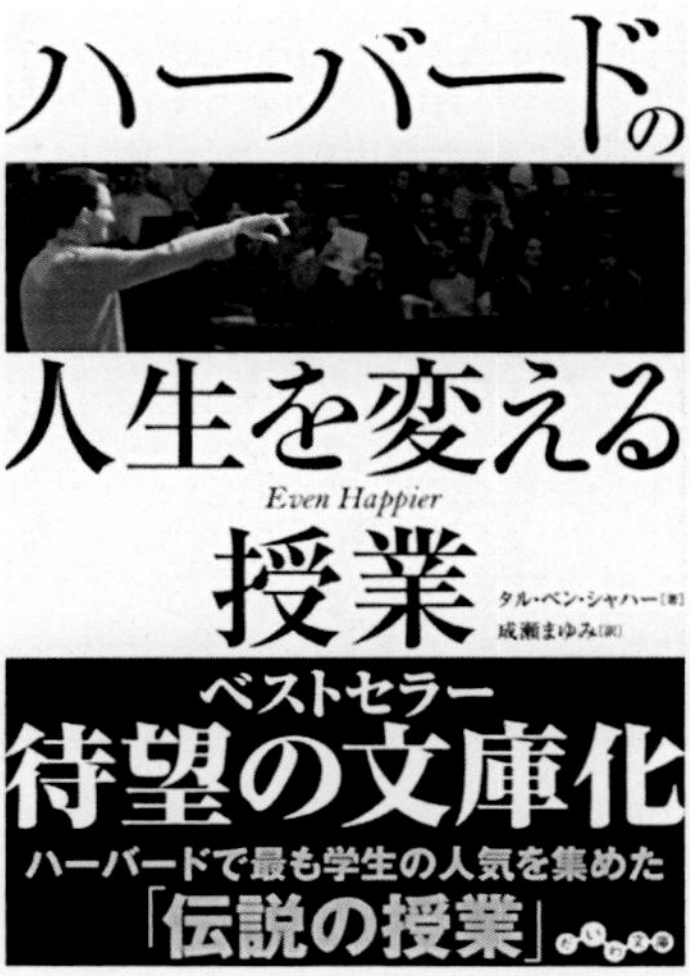

『ハーバードの人生を変える授業』表紙

なりました。（オプラ・ウィンフリー）

「運動」の効果ついても、次のようにあります。

運動には自己評価や思考力、免疫力を高める、寿命を延ばす、よりよい睡眠が得られる、よりよい性生活を行えるといった副次的効果がある。

さらに、プラス思考の大切さについて、次の言葉が載っています。

失敗は人生の自然な一部分であり、成功につながる欠かせない要素である。

最善主義者は、現実を受け入れることにより、豊かで満たされた人生を送ることができます。失敗を楽しむまではできないにしても、自然なこととして受け入れ、心配をあまりせずに活動を楽しむことができるのです。

東洋でも「人間万事塞翁が馬」とか「禍福はあざなえる縄の如し」等と古くからありますが、いろんなことが人生ではあるけれども、前向きで行くことが大切で、それが健康長寿への大事な生き方といえるのではないかと思います。

荒船山修行に参加

今年の8月10日、一般社団法人日本経営道協会会長で、高野山・比叡山・大峰山などで荒行を千二百日間重ねた「千二百日行者」として知られる市川覺峯（かくほう）先生の主宰する荒船山（標高1423m、長野県佐久市の東端、群馬県との県境に位置する）の修練体験に同行してきました。

山の道を巡る回峰行をして護摩を焚くといった修行でしたが、自然のなかで自分を見つめ直し、生きるエネルギーを高め、自らの進むべき道を見極めることを目的として、経営者などが多く参加している修練の会でした。

特殊かも知

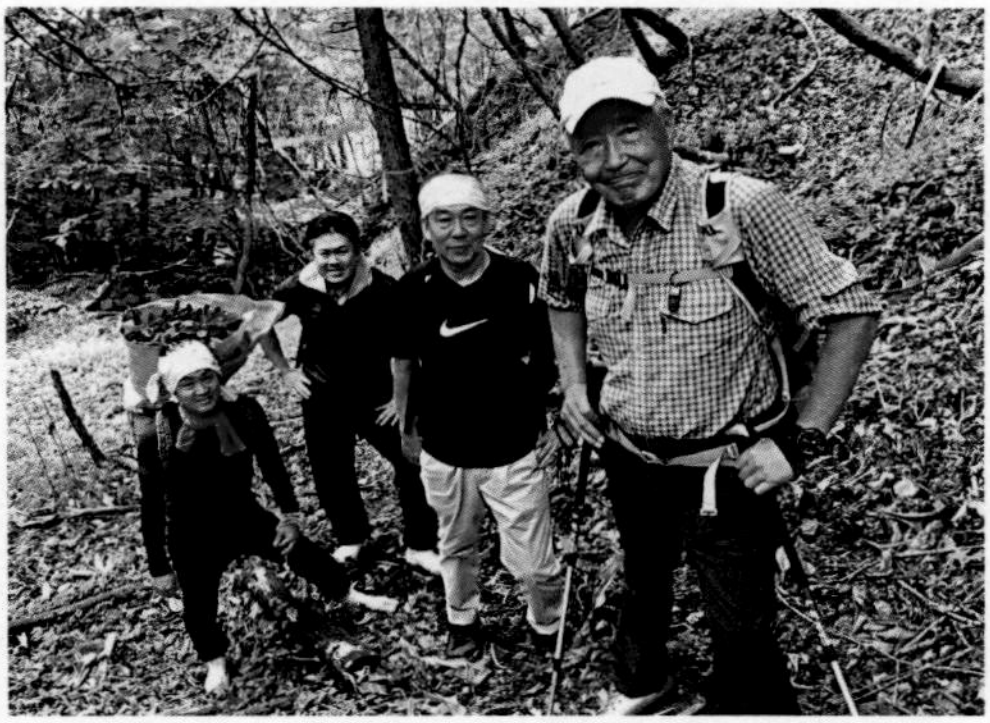

荒船山にて

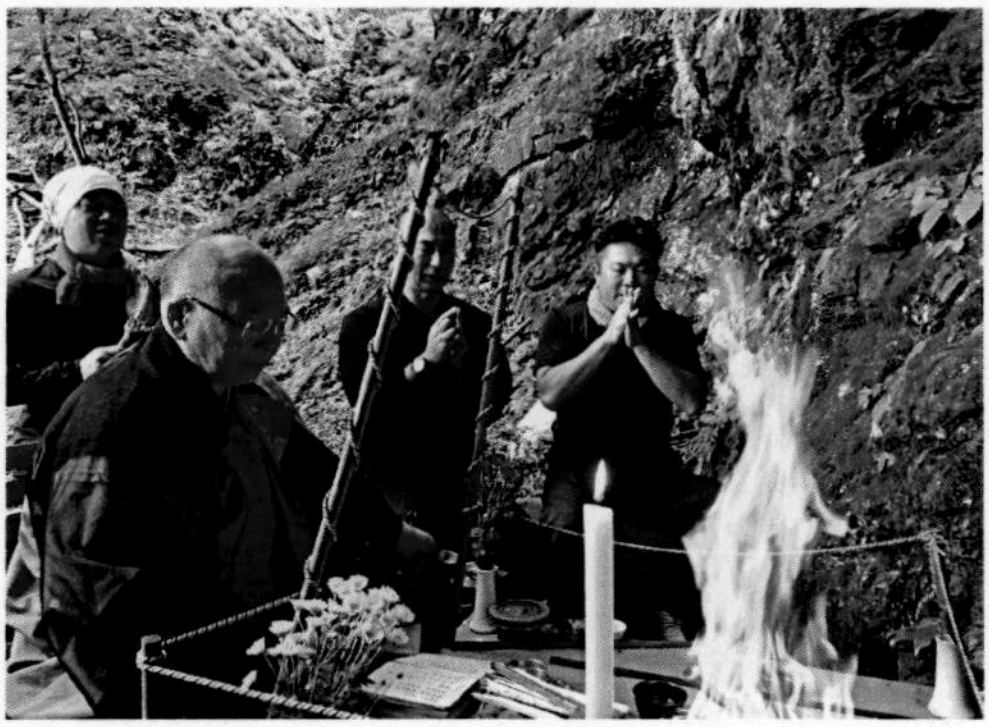

護摩焚き

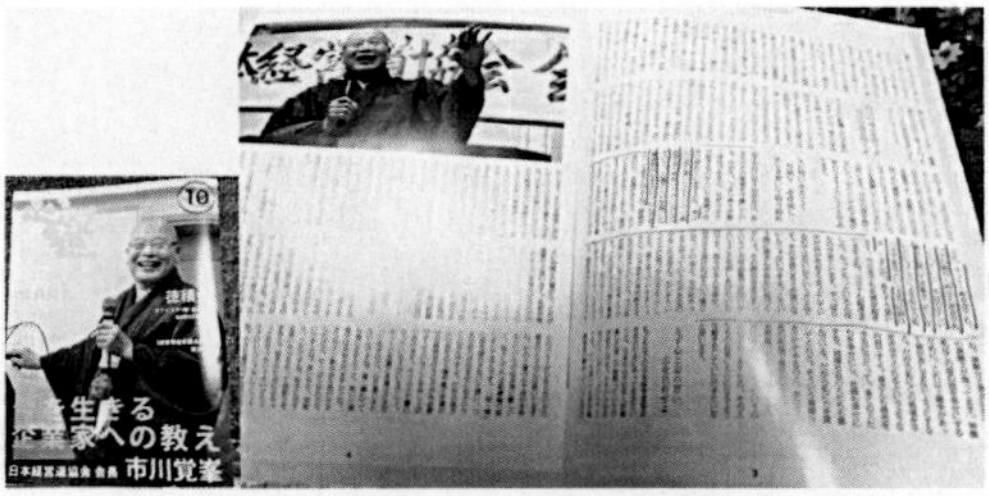

『心と道』10月号掲載の日本経営道協会会員総会での市川先生の講演

れませんが、こういった山岳修行も、エベレスト街道の山歩きにも共通する、運動と生きがいの効果的健康長寿法の1つではないかと思いました。

なお、その際に、先にお話しした、『立正安国論』の時代と『旧約聖書』の記述に今のコロナ禍と共通するものがあって、そこに目に見えない大いなる存在からの意志が示されているのではないかとの私の考えを、お話ししました。

市川先生は「そうだな。あなたの言うとおりだ」と同意され、日本経営道協会会員総会での講演で私の言ったことを取り上げて、毎月発行している会報誌『心と道』10月号にも掲載してくださいました。

全託の祈りを日々の習慣に

市川先生の話の要点は、次のようになっています。（田坂広志著『運気を磨く』から）

自分の人生は大いなる存在に導かれている。
人生に起こることにはすべて意味がある。
人生に起こる問題はすべて自分に原因がある。
大いなる存在が自分をそだてようとしている。
逆境を超える叡智はすべて与えられる。

これらの項目を心に刻んで、全託の祈りを日々の習慣としていこうということです。

これらは、既に申し上げた三浦雄一郎さんをはじめとするポジティブな生き方に共通する考え方といえるでしょう。


それから、8月24日に田渕先生と出雲に行ったことをお話ししましたが、その時もお会いしましたが、その出雲で世界の平和を願って活動をされてる財団法人、人間自然科学研究所理事長で小松電機産業株式会社社長の小松昭夫さんがこの会に参加されています。

小松さんは、各国政府の代表で構成される現在の国連ではなく、各国の国民代表による「国民国連」の創設を提唱しておられ、日本の縁結び、出雲の地にあって、日本の縁結びから世界の縁結びの地にしたいと活動をされています。また、そうなるためにも日本は、日本国民の自覚に立って、戦争ではなく平和国家を選んだ8月15日を原点として、その意識のもとで進んで行かなくてはならないとの考えを表明しておられます。

小松社長、一言、お願いいたします。

日本と朝鮮半島、「和の文化」で得られること

【小松】

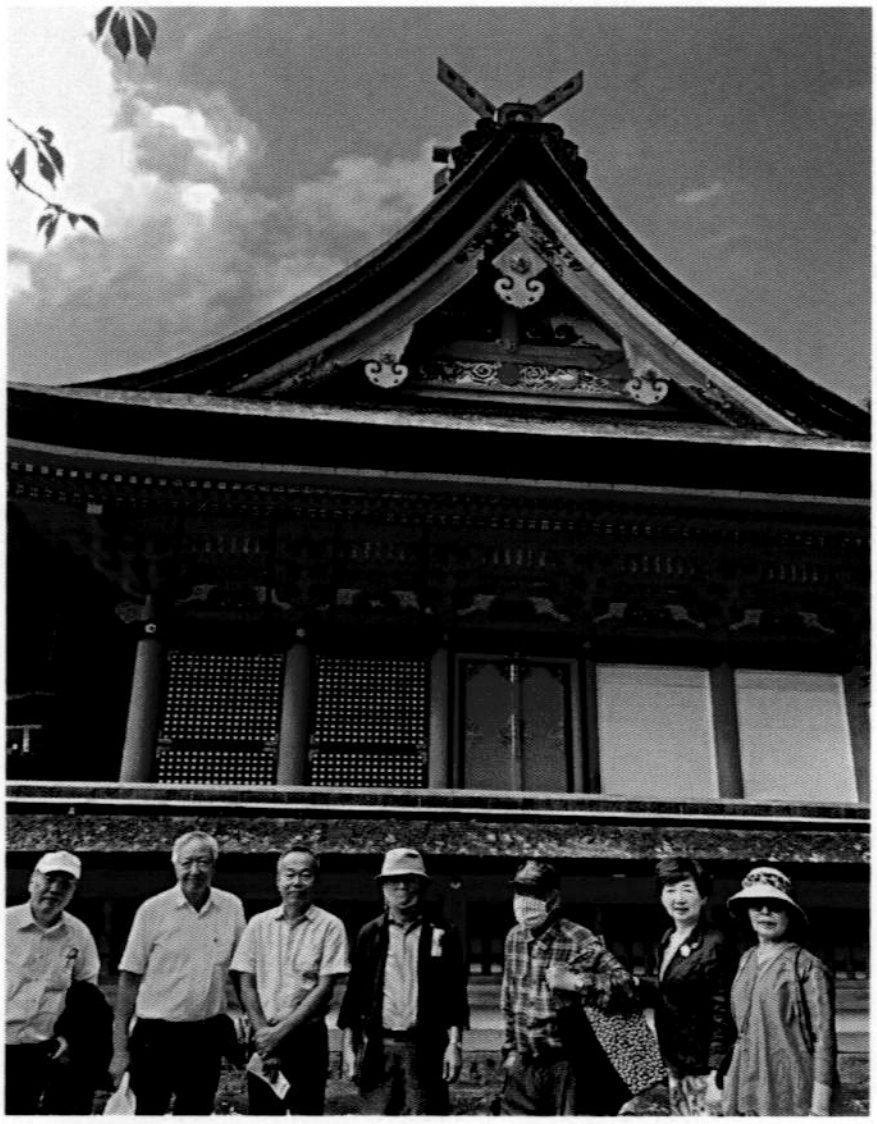
日御碕神社の前で

8月には、一緒に日御碕に行ったわけですが、その時は、日御碕神社の第98代となる小野高慶宮司からお話をうかがいました。

この神社は、日本のなかでただ1つ、素盞嗚尊（スサノオノミコト）の方が天照太神よりも高いところに祀ってある神社です。

それで、神社の社殿ですが、現在の社殿は、江戸時代に日光東照宮の造営に関わった人たちがこちらに参って造られたと、聞いております。

ですから、日光東照宮と同じく、朱に塗られています。

私は、この世界のなか、人類史のなかで、自分たちは何のために存在するのかということを、地政学をもとにして明らかにして、進んでまいりたいと思っています。

私の住む出雲は、朝鮮半島の対岸にあって、特殊な役割を持つ場所が、この地域です。

というのは、竹島（＝独島）問題、日本海（＝東海）呼称問題といった地政学的問題があって、加えて、従軍慰安婦問題、強制労働問題、日清戦争以降の補償問題などがあるという、抑制された対立状態のなかに3つの価値観が交叉している地域が出雲だからです。

それで、韓国、北朝鮮、そして日本という3つの異なる価値観が、抑制された対立のもとにあるわけですが、

「3人寄れば文殊の知恵」とあるように、私はこれを「共感を土壌に、対立から発展に向かう希望と勇気が湧き出る文化」、つまり「和の文化」へと進化させていくことが必要と考えて構想を発表しています。

そこで韓国、北朝鮮、そして日本の3国が「和の文化」へ向かうことで得られる利点として、人間自然科学研究所では、いくつかの具体例を挙げているのですが、今日、竹岡さんが話されていた健康長寿のための食事と運動、それと脳との関連でいえば、1つは、朝鮮半島と日本列島にある発酵食品の文化的伝統に注目して、先端科学と情報通信技術（ICT）を生かして、この地域を免疫力の飛躍的向上に向けた発酵文化の先進地とすること、2つ目に、建築家の安藤忠雄氏も提言されているのですが、海の豊富な魚介資源に注目して、免疫力向上に資する魚介類中心の食生活を推進するとともに魚介類の世界最大の生産基地とする「日本海＝東海海洋牧場」構想を掲げています。そして、この海域を「国民国連」が管理するように構想しています。

世界は、東西の冷戦の時代から米中の対立という新たな段階になっていますが、朝鮮半島と日本の地政学的対立構造を「和の文化」を生み出す場所とすることで、世界平和や地球的問題の解消に寄与するという大目的の達成が可能になると思っています。

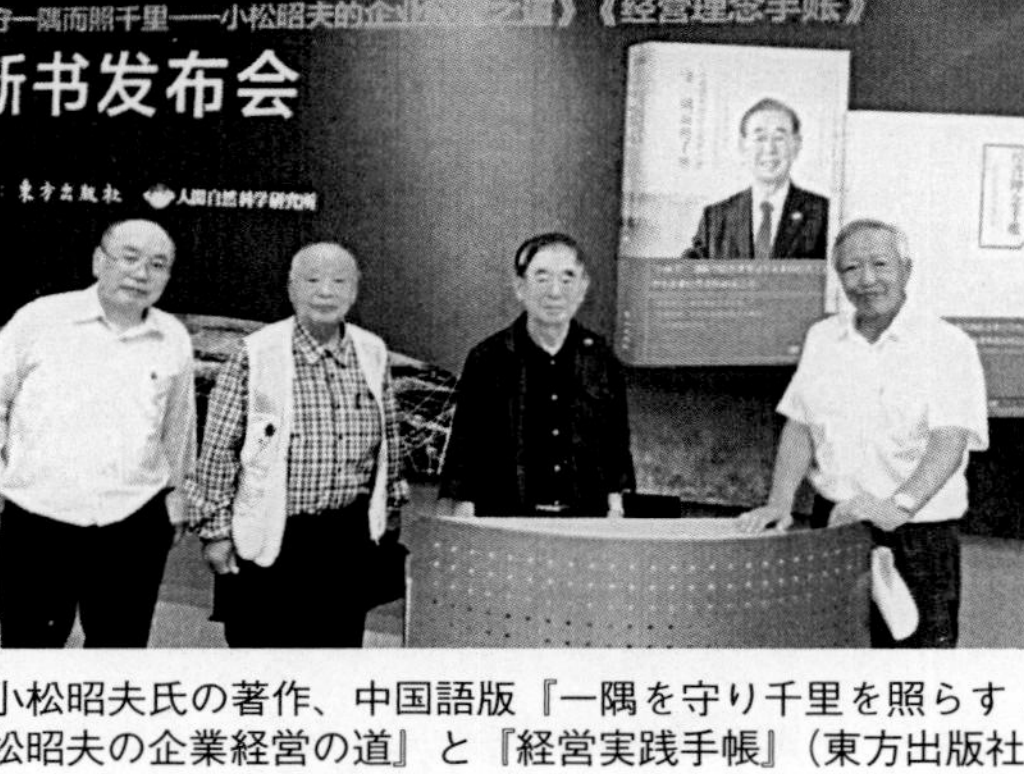

小松昭夫氏の著作、中国語版『一隅を守り千里を照らす 小松昭夫の企業経営の道』と『経営実践手帳』（東方出版社 2018年）の広告パネルの前で

小松社長、ありがとうございました。

健康長寿のための食生活健全化の観点からも、大変重要な構想だと思います。

岡倉天心と『菩薩座像』

最後に、この12月1日に、茨城の五浦海岸に行ってきたことをお話ししたいと思います。

そこは、尊敬する岡倉天心の居宅だったところで、今も建物が保存されていました。

私が岡倉天心を尊敬するのは、アメリカのボストン美術館で見て惚れ込んだ、中国、六朝時代の『菩薩座像』(530年頃)との関係からです。

それは、平成21年(2009年)の9月、田渕先生らとともにカナダのナイアガラの滝とアメリカ主要都市の美術館を巡る旅をした際のことでした。

この仏像は、中国・洛陽郊外の白馬寺にあったものでした。

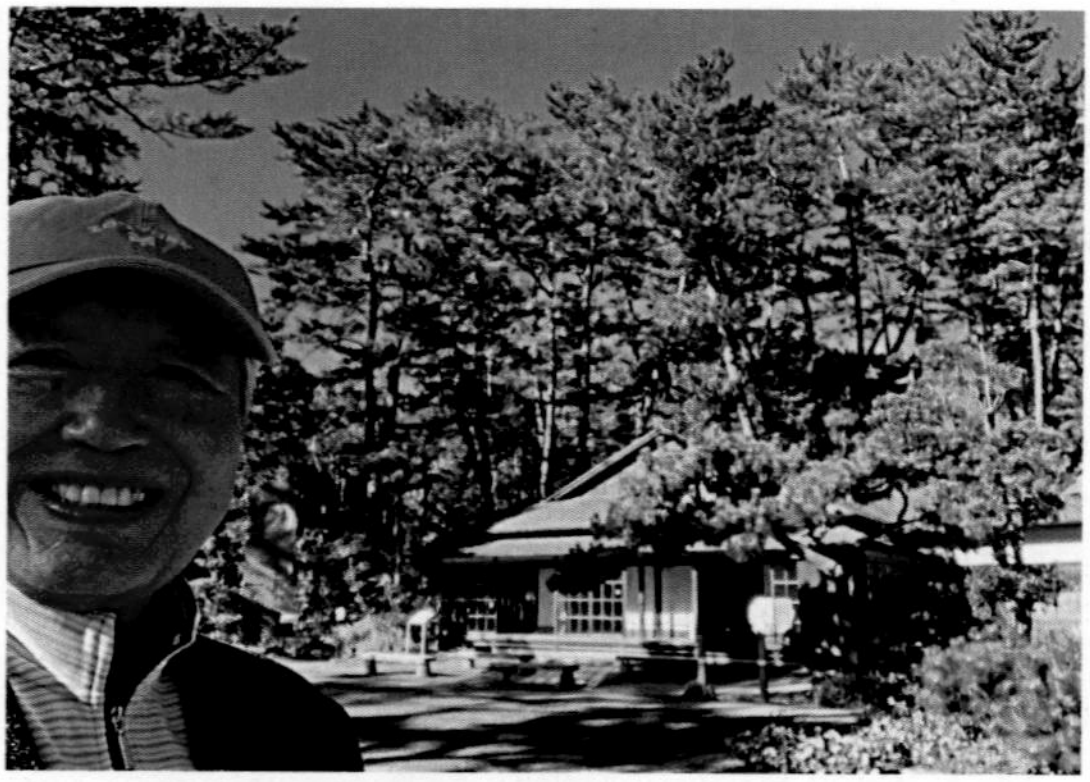

岡倉天心居宅にて　茨城五浦海岸

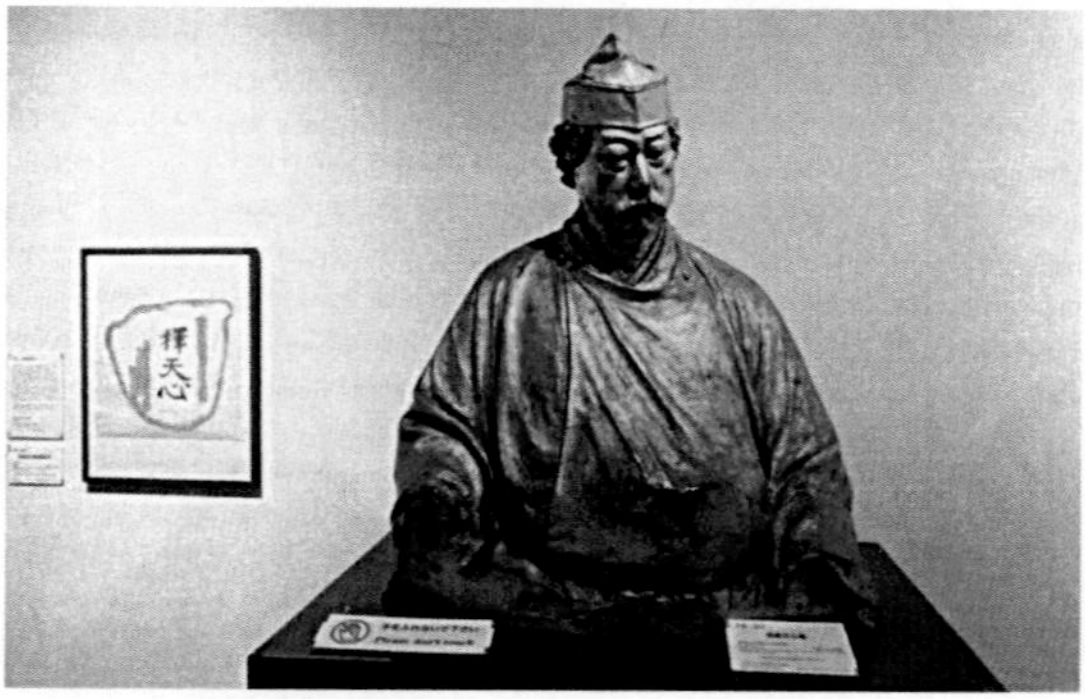

平櫛田中『岡倉天心胸像』

白馬寺といえば、1世紀、後漢の明帝の時代に、中国に初めて仏教がもたらされて建立されたと伝えられる寺です。

白馬寺というのは、仏典が白馬に載せられて伝えられたとの言い伝えから付けられた名前ですが、像からは、仏教を死を賭して中国に伝えた当時の迫力が感じられるように思いました。

そして、像の台座には「岡倉覚三（＝天心）を記念して」と表示がありました。

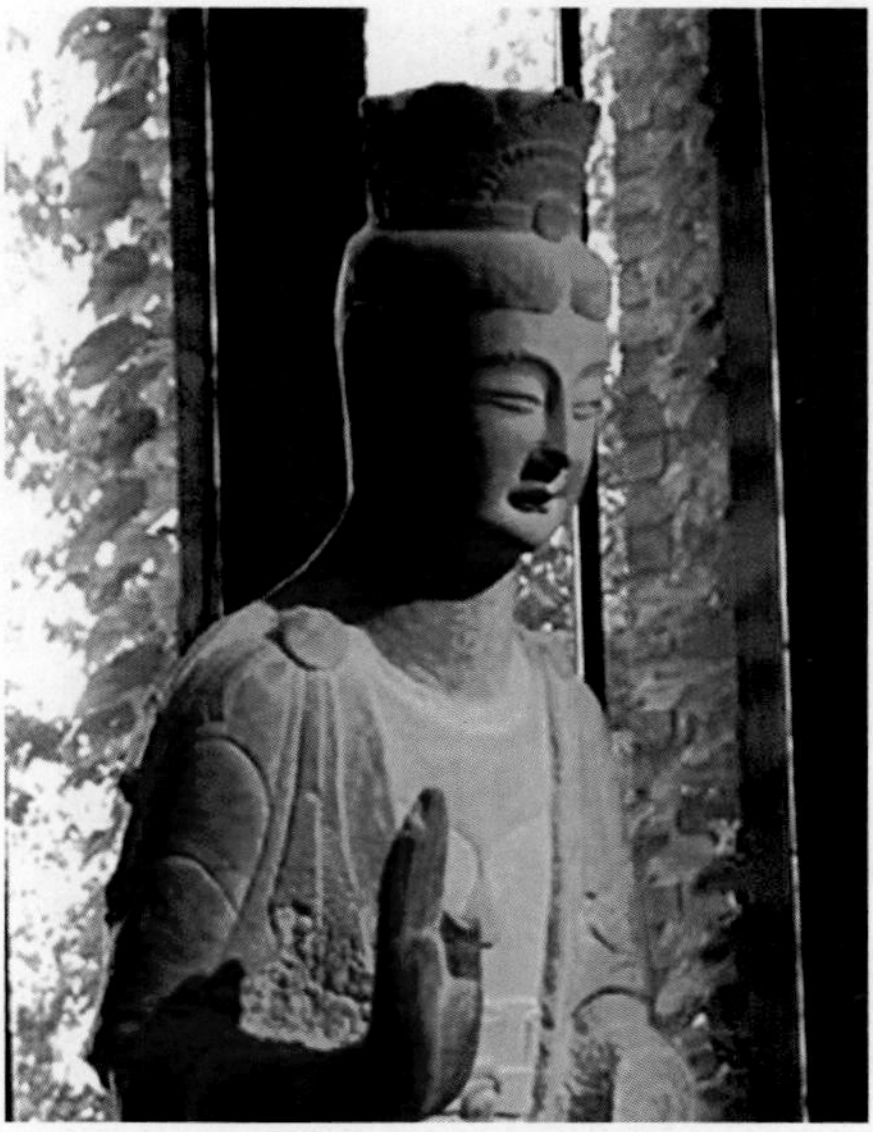
白馬寺の『菩薩座像』（東魏　530年頃）ボストン美術館

岡倉天心は、東京美術学校（現東京芸術大学）を創立し、ボストン美術館の中国・日本美術部長を務めた人物です。

説明を見ると、この像は、天心がフランスの市場で見て購入を熱望するも果たせなかった作品で、その遺志を継いだ人物によって寄贈されたものとありました。

天心と、その言葉を忠実に実行した弟子のおかげで、白馬寺の像にここで合い、私は感動することができたのです。

私が、これまで拝観した仏像のなかで、これほど美しく慈悲深く感じられたものは、ほかにありません。

写真からでも、優しくも力強く「コロナ禍を乗り越えるパワーをあなたの心のなかに出しなさい」と呼びかける菩薩の声が聞こえてくるようです。

この菩薩像の尊顔を拝しつつ、丸の内朝飯会の皆さまのご健康を祈って、今日の話といたします。

たくさんの方に参加いただき、ありがとうございました。

＊注
母、智佐子は本講演後、令和2年（２０２０年）12月31日に広島市安佐南区のメリィホスピタル（医療法人社団八千代会）で永眠しました。その病院で母は、折にふれ平和の大切さを語り、筆記して遺した原稿がありますので、そこでの母の写真とともに、ここに添付いたします。（なお、２０２１年1月26日　広島ホームテレビで母の特集「被爆者が遺した最後の言葉」が放映されました。）

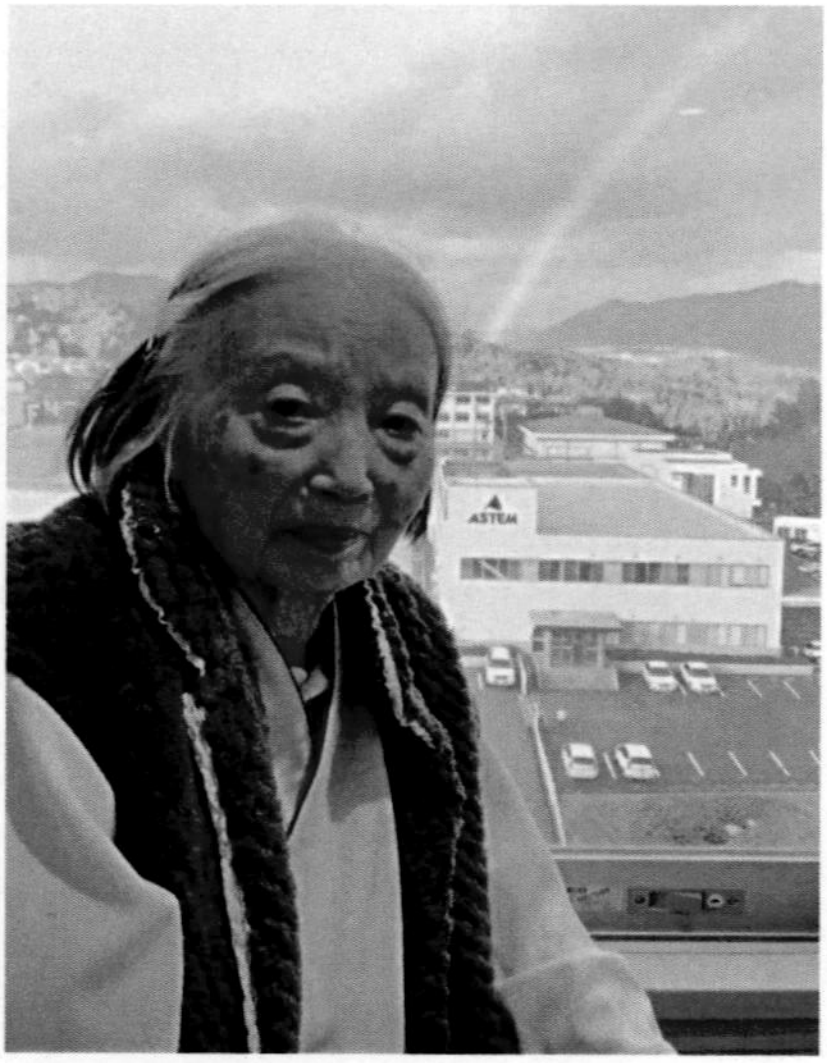
ホスピタルの母

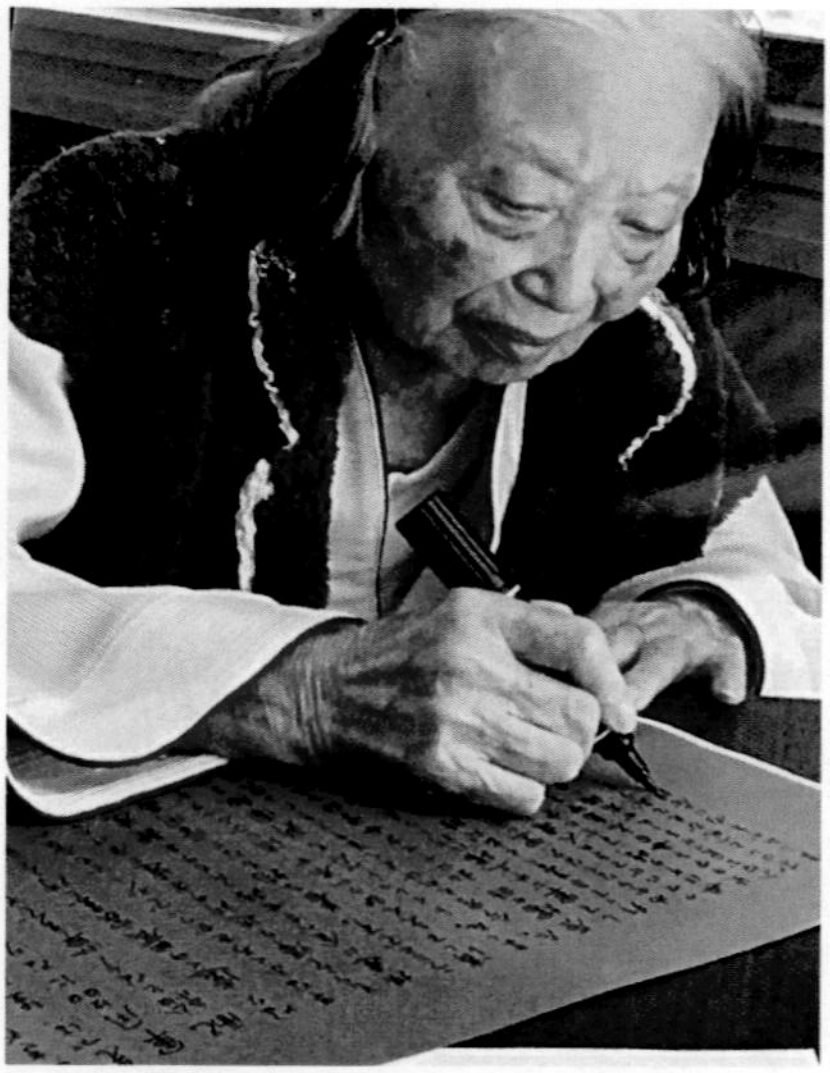
原稿を記す母

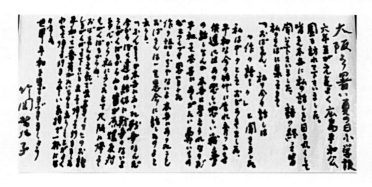

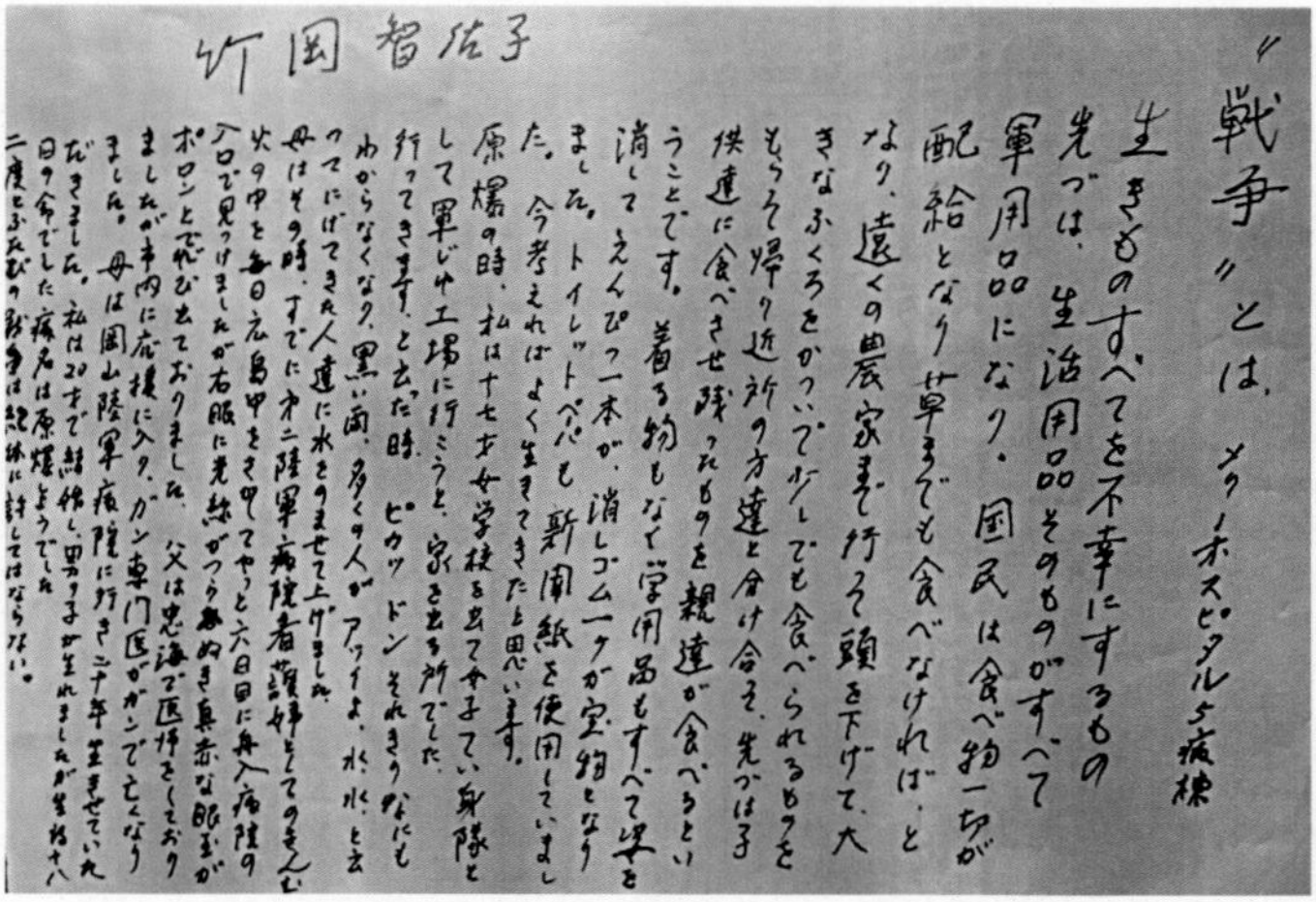

母の原稿 1

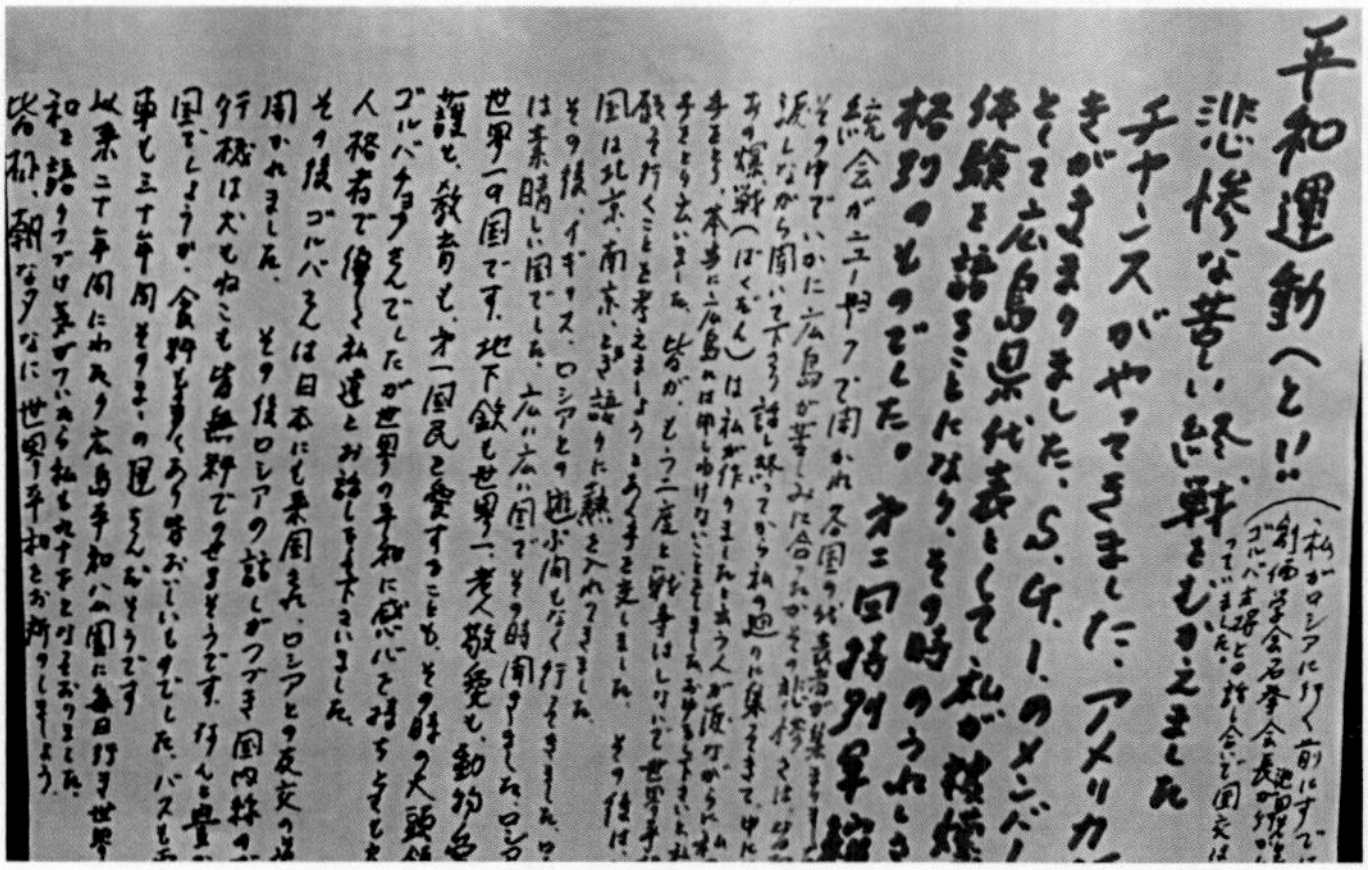

母の原稿 2

大阪の暑い夏の日小学校
六年生がええよく広島平和公
園を訪れて下さいました。
竹岡智佐子
母の原稿 3

芸術的な一言メモを作成いただいた氷室寿美さんに感謝いたします。

2066号　例会 第2666回　2020（令和2）年12月10日（木）7:30～8:45 オンライン例会　まとめ（氷室）1/3

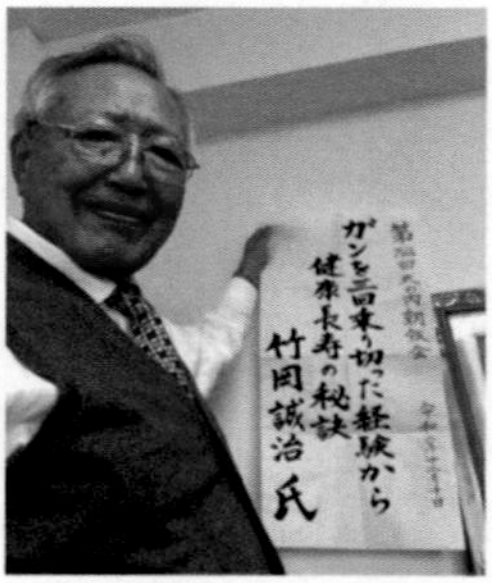
ガンを三回乗り切った経験から
健康長寿の秘訣
竹岡誠治氏

丸の内朝飯会だより

3回のガンを乗り切って

健康長寿の秘訣

竹岡誠治（会員）

この12月に72歳の誕生日を迎えた竹岡さんは、原爆の地広島に生まれ、3度のガンと闘ってこられたが、全国各地、いや世界を飛び回る元気の塊のような方である。その竹岡さんの健康維持の秘訣は何か？　72年を振り返り、今の活動、そしてコロナ禍にも思いを馳せたお話。参加者33名に竹岡さんの関係者15名が加わり48名。白澤卓二先生、三浦豪太さんからもコメントをいただくというサプライズがあった。

竹岡誠治　コロナ禍の中で、吉田さん、長さんのおかげで全国の友人と交信ができ、感謝しております。また、白澤先生や三浦豪太さんに解説いただき、お話しがより深く身近なものになったと確信します。丸の内朝飯会の皆さまの益々の御健勝をお祈りして御礼と致します。

清水英夫　今回は、竹岡さんの72年間を振り返って、次の目標に向けての一つのまとめ上げをされたものと受け取らせていただきました。3度のガンを乗り越えた中で、白澤卓二先生との出会いで、ALCOの発展に向けて健康長寿の「食」「運動」「生きがい」の活動を推進。「食のピラミッド」「健康長寿の方程式」をはじめ、三浦雄一郎様の常に前向きに「生きがい」を達成するための「運動」を組合せての実践などをご一緒に取組まれ、次のステップに向けて益々の飛躍をご一緒させていただければと考えております。

水上美佐子　何がおきようとも、感謝。発酵食品を食べて腸を元気に等、実行してアンチエイジングに挑戦します。素晴らしいご講演をありがとうございます。

市原 実　枇杷の木に　果敢に花咲く　年の暮れ・・みのる　3回もガンを克服された竹岡さんの健康維持への自己努力のお話でした。今朝の「竹岡さんの応援団」のすごさにも拝見できました。

尾﨑　雄　圧倒的な竹岡流のポジティブ志向・行動力の原点は原爆の被爆一家に生まれたという原体験？　私は戦前生まれですが、限界体験なしの平和ボケだと反省しました。

小倉光雄　竹岡さんによる白沢先生、三浦豪太さんなどゲストと共に食事・運動・生きがいの大切さ、感銘しましたが　実践するには容易ではありません。感謝。

錦織　葆　竹岡さん、私よりも公私ともに何十倍もの豊かで社会的にも意義ある日々を送っておられる尊いお方、足元にひれ伏したいほどすごいお人です。今日も素晴らしい講話をありがとうございました。

島田昭代❤　すばらしい言行一致の実践人生ですね　お手本にさせて頂きます　楽しかったです☺ありがとうございました☺

藤原淑子　何歳になっても自分の夢生きがいの為に健康長寿三要素（食事・運動・生きがい）を実践され病気を克服し活躍中の竹岡様の若さの秘訣に納得です。足と呼吸を合わせてしっかり息を吐く事。吐けば入る訓話も印象的でした。

森家芳江　興味深く拝聴しました。食生活・運動・生き方の三拍子は、よく言われる事ですが、日々の実践となると、難しいものがあります。キムチ大好きな私ですが、ニンニクを敵視している亭主の存在に、食卓に並べる事ができません。私は、赤ワイン2杯で止めることは絶対に無理。これが、我が家の実情です。

菊池正英　竹岡氏達のお話に恰も[父の北風と母の太陽]のような恵みを感じた。4度襲った癌に打ち勝ち、[食べ物/運動/夢]を健康の糧とし、自らの使命に邁進する氏の姿は、獅子の如し。

栩沢成明　癌では、寺山さんのような考えを持っている方もいる。新型コルナウイリスもぼんやりだが、明るい情報もある。コロナは僕たちに、耐えて、我慢をし、強い心と肉体が、必要だと教えている。

月本房子　天風先生の生き方にも通じていました。生きがいが何よりも健康につながることは、三浦雄一郎さんも山でなくても、歳だからと言わずに皆それぞれが、夢を持つことが元気の源だと、本に書かれていました。

近藤泰幹　人には考えが先にあって行動が続く。五感で体験を積み重ねる。気力体力知力努力を保って、生きがいの維持方法を学びました。

吉田勝昭　三浦雄一郎さんは「元気だから山に登るのではなく、目標や夢を達成したいから元気になれるのだ」と言われた。名言と思います。

小原芳郎　いつもながら、各界への竹岡さんの交友の広さに驚きました。そして講演しながらの細やかな気配りの数々。それらが3回のガン手術を乗りこえてきた影の原動力だったのかな、と思いながら聞かせて頂きました。

田中真知子　エネルギー溢れるお話に圧倒された。人生を最後まで生き生きとボケずに！　その為の予防医学は大事。良いとされる事あれこれ教えて頂いた。しかし現実の私はアンチエイジングとは程遠い生活。さてまず何から？

岡村比都美　「生きがい」や「夢」などが健康維持の源ですね。

松崎禎夫　3度の〔がん〕の発症にもメゲズ不死身の体験談“スゴイ”。人生最後の有終の美は　ピン→ピン→ソロリ！　です。命がけのレポートに感動。

氷室寿美　何物にもめげない強い心が3回ものガンを克服したのでしょう。何しろ竹岡さんの笑顔がすてきです。しあわせを運んでくださいます。

丸の内朝飯会だよりは、「竹岡誠治ホームページ」の「MESSAGE」欄にも掲載しています。

2066号　例会 第2666回　2020（令和2）年12月10日（木）7:30～8:45 オンライン例会　まとめ（氷室）2/3

3回のガンを乗り切って 健康長寿の秘訣

竹岡誠治（会員）

これまでの72年間を振り返り、3度のガンをかいくぐってきた健康長寿の秘訣を、大恩ある白澤卓二先生の理論と三浦雄一郎氏・豪太さんとの実践等をもとにALCOに基づいて構成しました。又、今年のコロナ禍で旧約聖書を読み直し、日蓮大聖人の立正安国論や産湯相承書との相関を考えました。ペストの大惨事の後にルネッサンスが勃興したように、このコロナ禍で何を感じどういう行動を取るべきなのかを真剣に考えました。

そして、身体にSUPER IMMUNITY(超免疫力)をつけるとともに、精神に超免疫力を備える事こそが肝要との結論に至りました。最後にこれからの人生を、何を目標にどのように生きるかをお話したいと思います。

母と祖母について

小学生の時に、頭に毛が生えないのはピカドンのせいだと祖母から聞き、ピカドンとは何かの話に衝撃を受けた。原爆体験の中で育った。母は現在92歳だが、被爆体験の語り部として語り継いできた。祖母の信心のおかげ、そして池田大作先生によって我が家は蘇生し、5代にわたる今日がある。

3度のガンを乗り越えて

2004年（55歳）食道ガン
（無実の罪で 22 日間拘束されたことによるストレスで発病。田淵隆三画伯の絵に出会い、救われた。）
2014年（65歳）前立腺がん
2017年（68歳）皮膚がん
2020年（72歳）声帯ポリープ（ガンにはなっていなかった）
2005年　会員制クリニック開設（理事長　中田秀二氏）

白澤卓二先生との出会い

アンチエイジングを推進している先生の言葉に共鳴、アンチエイジングリーダー養成機構（ALCO）組織をつくる。

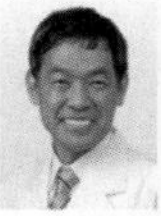

白澤卓二先生のコメント
これからは予防医学がメイン。野菜、食物繊維、脂質（オメガ3）の重要性を認識し、これまでの栄養学を変えていく必要がある。白澤版食のピラミッド・健康長寿の方程式は分かりやすいと思いますからぜひ実践していただきたい。

3つのポイント　食　運動　生きがい

■食事

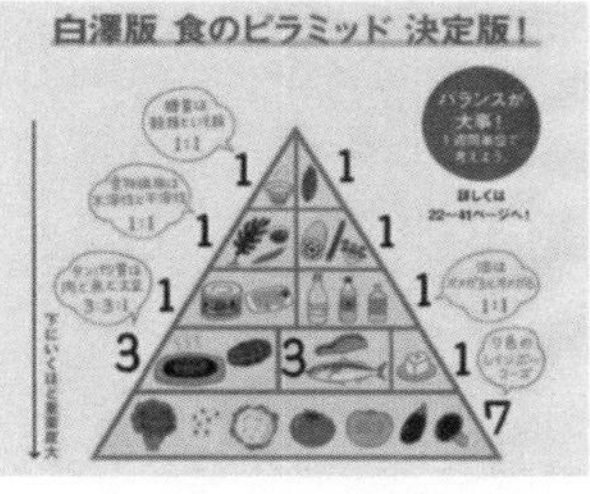

健康長寿の方程式

①7色のレインボーフーズ
②肉と魚と大豆　3:3:1
③オメガ3とオメガ6　1:1
④食物繊維水溶性と不溶性　1:1
⑤穀類と芋類　1:1
⑥運動　週に5回　20分以上の運動
⑦睡眠　1日8時間の睡眠

Super immunity　ウイルスに感染する人、しない人

病気を寄せつけない「超免疫力」をつける食事術
・「超免疫力」は感染からだけでなく、ガンからも守る。
・「超免疫力」は人間の寿命の限界に挑む手助けもしてくれる。
・「健康なもの」を食べれば「健康」になる。そうでないものを食べれば、「病気」になる。

★「超免疫力」をつける5つの基本ルール

1. 大盛りサラダを毎日食べる
2. 毎日少なくとも半カップ強の豆類をスープかサラダ、その他の料理で。
3. 毎日少なくとも 3 個の生の果実を食べる（ベリー類、ザクロ、オレンジ等）
4. 毎日少なくとも 28gの生のナッツ類か種子類を食べる。
5. 毎日少なくとも大盛りのサラダボウル 1 杯の緑黄色野菜を生、ゆで、スープ、またはシチューで食べる。

★「死を招く食品」は避けましょう

1. バーベキューで焼いた肉、加工した肉、市販の赤い肉
2. 揚げ物
3. 低脂肪でない乳製品（チーズ、アイスクリーム、バター、全乳）トランス脂肪（マーガリン）
4. 清涼飲料水　砂糖　人工甘味料
5. 精白小麦粉で出来た製品

■運動

★免疫力を高め、長寿を約束する「運動」法

・運動を週5～6回する人は週に1回以下の運動不足の人より風邪をひく頻度が46%低い。
・運動している人はウイルス感染の確率が半分。さらに感染しても病状は持続日数が41%低い。
・運動が長寿につながる秘訣　高い運動耐容能と健康を保てる。

★ただ歩くだけではダメ

・心拍数が上がるような激しい運動を加え、その状態を5分以上維持しなくては効果は期待できない。

■生きがい

2019年10月　丸の内朝飯会スリランカ研修
2020年1月　アーユルヴェーダ研修　病気は頭でつくられる、東洋医学の極致を実感。

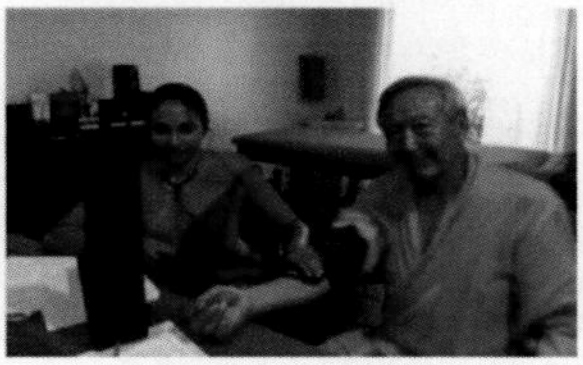

健康長寿の見本、三浦雄一郎氏（80歳登頂）とエヴェレストへ。写真は標高6654メートルのメラピークにて、雄一郎氏と豪太氏に囲まれた竹岡さん。

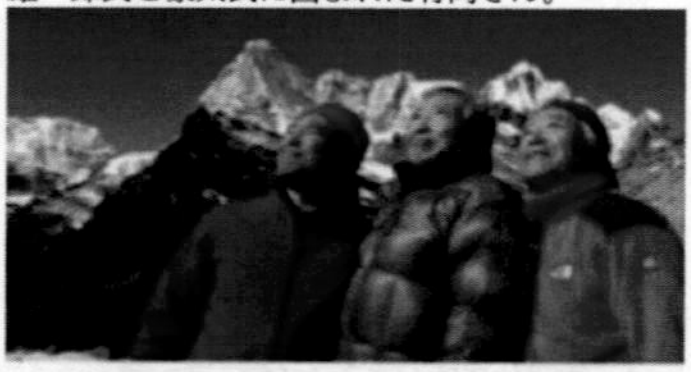

三浦豪太さんのコメント
父雄一郎には心房細動、不整脈の持病のほか骨折もあったが、80歳の時の検査値が全般に良かった。エヴェレスト登頂という生きがいが体を変えた。守りの健康法から攻めの健康法と言えるか。

★ボケない脳をつくる
脳を若返らせる食事のルール

①体内の炎症を促す脂質（オメガ6）が多いスナック菓子や加工食品を控える。
②良質な脂質（オメガ3）が豊富な青魚を積極的に摂る。
③おやつはナッツ類やカカオ70%以上のチョコレート
④ココナッツミルクを毎日摂る。
⑤脳の炎症を招く菓子パンは食べない。
⑥フライドポテトは厳禁メニュー
⑦主食は玄米にする
⑧野菜はたっぷり摂る
⑨緑茶を1日2杯飲む
⑩晩酌は赤ワインを1日2杯まで。

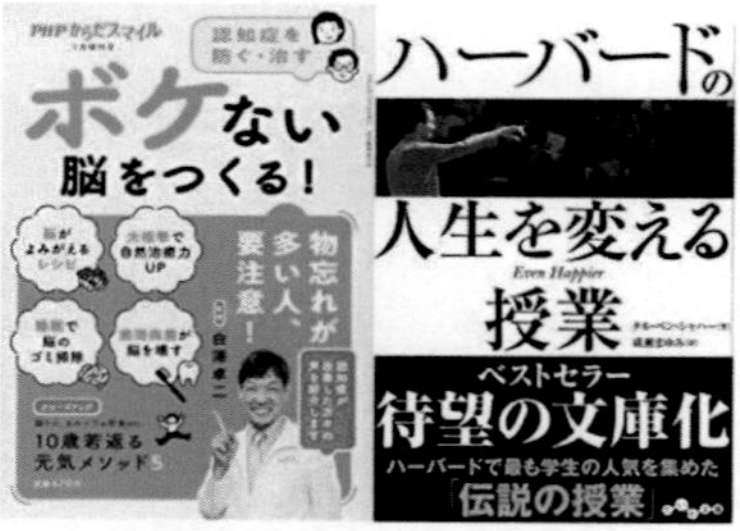

★ハーバードの人生を変える授業
・何が起きようとも感謝できるようになると、チャンスやいい人間関係、お金までもがもっと流れ込んでくるようになった（テレビ司会者 オプラ・ウィフリー）
・運動には自己評価や思考力、免疫力を高める、寿命を延ばす、睡眠を得られる、よりよい性生活を行えるといった副次的効果がある。
・失敗は人生の自然な一部分であり、成功につながる欠かせない要素である。
・最善主義者は現実を受け入れることにより、豊かで充たされた人生を送ることができる。失敗を楽しむまではできないにしても、自然なこととして受け入れ、心配をあまりせず、活動を楽しむことができる。

★コロナ禍に想うこと＝心と身体の超免疫学

2020年8月10日　千日回峰行者　市川覚峯先生と
荒船山修行
2020年8月24日　出雲日御碕神社
2020年9月17日　神戸平和研究所にて講演
「産湯相承事と旧約聖書」

千日回峰行者　市川覚峯先生
全託の祈りを日々の習慣とする
「自分の人生は大いなる存在に導かれている」
「人生に起こることにはすべて意味がある」
「人生に起こる問題はすべて自分に原因がある」
「大いなる存在が自分をそだてようとしている」
「逆境を超える叡智はすべて与えられる」
（人生の解釈を変え　幸運を呼び込む法）

旧約聖書と立正安国論
『立正安国論』は1260年、39歳の日蓮さんが正しいことを立てれば国は安んじるということを宣言した書。いま、旧約聖書を勉強しているが、『立正安国論』と多くの共通項があることに驚いている。あらゆる宗教の根源には生命としての働きがあって、その正しい在り方を世に伝えるためにキリストや、マホメット、釈迦があり、様々な人が使徒としてこの世に生まれているのではないかと自分なりに気づいた。
そして、コロナ禍のいま、目には見えないが、大いなる存在によって、何かコロナで伝えようとしているのではないかと、朝晩の祈りのなかでひしひしと感じている。

これからのわが人生・目標

一、田渕隆三画伯の美の芸術が、新しいルネッサンスを開く
一、サンロータス研究所の活動（文書番号を付けた法華経の完成）
一、ALCOの発展による健康寿命の延伸
一、データヘルス研究会の充実（呉方式の横展開）
一、ゴルフにおけるエージシュートの達成と『ゴルフこそわが人生』（清水勇著）の出版
一、コロナ禍の無事終息と安穏
一、丸の内朝飯会のみなさまと中斎塾のみなさまのご健勝

【付録】

『立正安国論』と『産湯相承事』にみる〃神〃の意志とは

NPO法人 神戸平和研究所での講演記録
令和2年（2020年）9月17日
＊本稿は、当日の内容をベースに一部加筆しました。

＊神戸平和研究所とは
世界平和のために、宗教、思想、文化や歴史等の異なる者が集い共同して、過去の対立軸から協調軸への転換に資する可能な限り客観的な情報を発信することを活動目的に、2012年、国際都市神戸に設立されたNPO法人

神戸平和研究所、理事の竹岡でございます。

最初に、私どもの大親友で、大病を克服され、ここに生還されたAさんに拍手を送りましょう。

さて、そもそも今年は、杣（そま）理事長と一緒に東欧のモルドバに

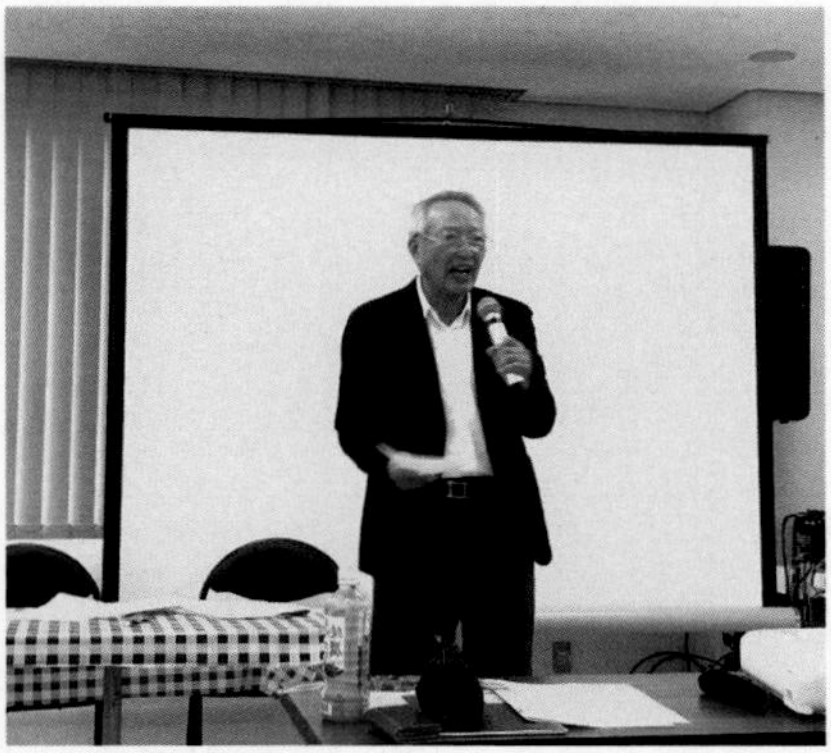

講演をする筆者

行く予定で楽しみにしておりましたが、コロナ禍で飛行機が飛びませんから、残念ながら行けませんでした。

コロナ禍が収まった後に、来年にでも、必ず実行していただきますよう、ここにお願い申し上げておきます。

そこで今日は、昨今の災禍の意味について、私なりの考えを、私の日頃親しんでまいりました文献を手掛かりに、かいつまんで発表させていただきます。

原爆被爆の一家に生まれる

私は、広島の生まれで、祖母は戦中、その広島で陸軍病院の看護師長をしておりました。

原爆投下の昭和20年（１９４５年）８月６日、祖母は患者さんの一人に付き添って舟入という爆心から少し南の町で被爆して、爆風で飛び散ったガラスの破片が身体中に刺さり、片目も失って、収容された学校の教室で生死の境をさまよいました。

母は当時17歳で、爆心より西３キロメートルにあった己斐上町の自宅にいて助かりましたが、祖母を捜して1週間、瓦礫の中を歩き廻り、瀕死の祖母を見つけ出したのでした。

そのため、母も残留放射能を受け、身体に強いダメージを受けました。

その後、祖母と母は、原爆症に苦しみながらも死を免れ、３年後、昭和23年（１９４８年）に生まれたのが私です。

つまり、私は被爆2世です。

私の家族は、原爆に起因した大変に悲惨な経験をしました。

そのなかで、池田大作先生の指導される創価学会との出合いがあり、実際に創価学会によって我が家は救われた体験があって、物心ついた頃からＳＧＩ（創価学会インタナショナル）会長である池田先生を人生の師匠として仰いで、今日の私があります。

そうして報恩の人生を歩むなか、縁あって杣理事長と知り合って、世界を良い方向に変えていこうと、宗教・宗派の垣根を越えて多くの人が活動していることを知り、感動しております。

『立正安国論』と『旧約聖書』

来年で10周年となりますが、私は、平成23年（２０１１年）に、サンロータス研究所を立ち上げました。

サンロータスとは、太陽と蓮という意味ですが、その蓮華を題号に持つ仏教経典、妙法蓮華経、法華経を、私どもは研究してまいりました。

今日、ご紹介する『立正安国論』は、この法華経を最高の経典であるとの立場から日蓮大聖人が著されたことから、我が研究所にとって最重要の研究対象といえる一書です。「自家薬籠中」といったら語弊があるかもしれませんが、日常的に親しんでまいった私にとって、もっとも身近な一書です。

ところで、昨今のコロナ禍のなか、私は改めて、今日の世界宗教であるキリスト教、イスラム教、そしてユダヤ教の信者の方々が共通の聖典とされている『旧約聖書』の勉強を、真剣に始めました。

そして、『旧約聖書』を基盤に、キリスト教の皆さまの活動、イスラムの皆さまの活動、さらにユダヤ教の皆さまの活動があるのをこの目で拝見するにつけ、そこに『立正安国論』との共通項があることに気が付き、私は驚いております。

日蓮大聖人が『立正安国論』を著されたのは、鎌倉時代の文応元年（１２６０年）7月、39歳の時でした。当時、正嘉の大地震（正嘉元年〔１２５７年〕8月23日）という国を揺るがすような大地震が起こり、暴風雨、飢饉、疫病が流行るなか、大勢の人々が亡くなって路上に放置され、骸骨がいたるところに見られるという世相がありました。

そして「何故、このような惨禍に見舞われるのか」、その切実な問いから著されたのが『立正安国論』でした。

その結論は、「正しいものを用いよ」「正しい生き方をせよ」、それが惨禍を免れる方法であり、間違った生き方をする人々への警鐘として、地震があり、暴風雨、飢饉、疫病に見舞われるのだというものでありました。その上、このまま改めなければ、他国から侵攻されるぞ、自国のなかに叛逆が起こるぞと、警告をして、正しい生き方をするよう訴えられたのです。

これに対して『旧約聖書』では、出エジプト記の「十の災厄」などが有名ですが、神が大風を起こし、洪水を起こし、疫病を流行らせ、バッタやイナゴを大発生させる。正しい信仰に励む人であっても、なかなか回復できないような大病を患う境遇にさせ、隣国から攻められ滅ぼされるなど、過酷な仕打ちを下される。

人類に対しての、こうした神の仕打ちは、一体どういうことなのか、何に気付けと言っておられるのかとの問いに突き当たります。

『旧約聖書』を読み込むうちに、まさに『立正安国論』とテーマは一緒ではないかと、ハッと思い当たりました。

『産湯相承事』と久遠下種の南無妙法蓮華経

そこで、再び、日蓮大聖人に戻って、その著作集（『日蓮大聖人御書全集』１９５２年創価学会発行）を見ますと、『産湯相承事（うぶゆそうじょうのこと）』＊というものがあります。

これは、大聖人が亡くなられた弘安５年（１２８２年）の相伝書の一つで、弟子で第２祖となる日興上人が、大聖人から口頭で伝えられたものを記録されたものです。

それは、先ほどの『立正安国論』を講義された後、ご入滅の前に、ご自分がもっとも信頼していた日興上人に、自身の父母が、どういう出自であり、それは仏法上、どういう位置付けなのか、さらには、ご自身の61歳までの闘いの生涯は、何のためだったのかといったことを語り遺されたものでした。

『産湯相承事』は「御名乗りの事、始めは是生・実名は蓮長と申し奉る・後には日蓮と御名乗り有る御事は」と始まって、それから母親のこと、父親のこと、日蓮大聖人出生時の出来事等が続きます。

最初の名前である「是生」については、後の方で「是生とは日の下の人を生むと書けり」とあります。このことは、日蓮というお名前はもちろんのこと、初めから、宇宙の中心であり、パワーの根源の象徴である太陽との関係が示唆されています。

そして「久遠下種の南無妙法蓮華経の守護神は」との文言があります。

この「久遠下種の南無妙法蓮華経」は、言い換えれば、目に見えぬ偉大なる者、「ゴッド」、「神」、あるいは「天」、「サムシング・グレート」等と様々に置き換えられるかと思いますが、これは、生きとし生けるあらゆるすべての生命、草木、大地を含む宇宙のすべてを、過去から未来永遠に動かしていくパワーの根源を指すものといえると思います。

天照太神ゆかりの日御碕

この文言を続けると「久遠下種の南無妙法蓮華経の守護神は我国に天下り始めし国は出雲なり、出雲に日の御崎と云う所あり、天照太神始めて天下り給う故に日の御崎と申すなり。」とあって、この「久遠下種の南無妙法蓮華経」を護る神は、我が国では天照太神であり、出雲の「日の御崎（日御碕）」に最初に天から降り立たれたとされています。

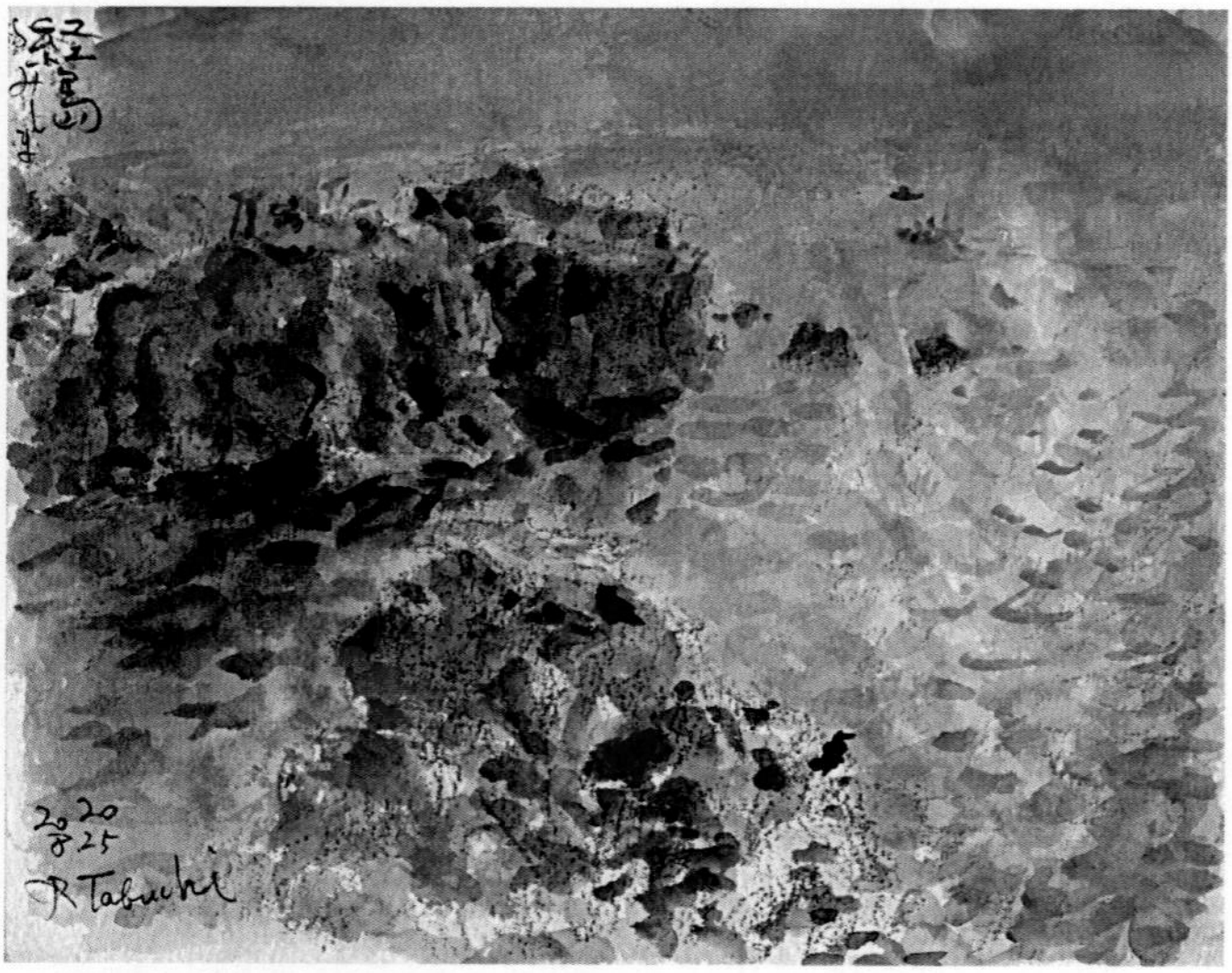

田渕隆三『日御碕の夕日』水彩

実は、2週間ほど前、行くべき用事があって、足を延ばして、この日御碕に、私の尊敬する田渕隆三画伯と行ってまいりました。画伯ですから、田渕先生は、ここで岬の絵を描かれましたが、日没時には、沈む夕陽に向かって海に光の道ができて、太陽神である天照太神との関係を思わせました。

根源のパワーを護る働き

ともかく、この文言の後に、実はこれまで読み飛ばしてきたのですが、大変に重要な記述があります。それは「我が釈尊・法華経を説き顕し給いしより已来十羅刹女と号す、十羅刹と天照太神と釈尊と日蓮とは一体の異名・本地垂迹の利益広大なり」との文言です。

「十羅刹女」とは、法華経（陀羅尼品第二十六）において「法華経を読誦し受持せん者を擁護し、其の衰患を除かんと欲す」と、法華経を信じ弘める人を守護することを誓った10人の鬼神で、私が朝晩拝している曼荼羅にも、中央に「南無妙法蓮華経　日蓮」とあるそばに、天照太神、八幡大菩薩等とともにしたためられています。

この「十羅刹と天照太神と釈尊と日蓮とは一体の異名」とあるのを読んで、私は「そうだったのか」と気付きました。

それは「久遠下種の南無妙法蓮華経」、すなわち『旧約聖書』でいうところのゴッドであり神と同義であるところの、私たちを生かしている根源のパワーの存在を認め敬い、それに適った正しい生き方を弘め伝える人の、その守り神が、十羅刹女であり、天照太神であり、釈尊であり、日蓮大聖人であるということです。

そのことを、死ぬ間際に明かされた日蓮大聖人は、聖書に登場する預言者、これは、未来がどうなるといった予言者ではなくて、神から託された言葉を説き、神から託された行動をする人のことですが、この預言者に当たるのではないかとも思いました。

また、杣理事長と神戸平和研究所のされている活動も、こう生きろ、世の中をこうするのだとの、神から託された正しい生き方を体現し世の人々に気付かせる、預言者としての活動をされているのではないかと、改めて認識いたしました。

牧口常三郎の諫暁

創価学会のことでいえば、創立者である牧口常三郎初代会長は、戦前、日蓮仏法に帰依して、法理を実験証明する在家組織である学会（当時は創価教育学会）を作るわけですが、戦中、軍部政府に異を唱えた結果、逮捕され、昭和19年（１９４４年）11月18日、巣鴨の東京拘置所で殉死します。

具体的には、政府が国民に強制した戦勝祈願の神札の掲示を拒否したのです。

その神札とは、天照太神の神札です。軍部政府は、天照太神を利用して、戦争を進めていったのです。

牧口先生は「誤って、天照太神を利用するのはいけない。誤って使った場合は、神は天上へ引き上げてしまって、護られなくなる。このままでは国が滅ぶ」と、反対したのです。

それに対して、日蓮仏法を正しく保つべき日蓮正宗の宗門は、弾圧を恐れて、だらしなく政府に迎合し「神札を受けるように」と告げます。

牧口先生は「何を言うか。今こそ国家諫暁（かんぎょう）の時ではないか。『立正安国論』を著して時の権力者を諫められた日蓮大聖人の精神に立ち返る時ではないか」と、断固拒否して、殉死となるのでした。

牧口先生を死へ追いやった国は、戦争に敗れ、史上かってない多くの人が犠牲になり、亡国の悲哀を味わうこととなりました。

このことの意味をいえば、「間違って神を崇めてはいけない」ということを、牧口先生が身をもって示されたということです。

牧口先生が逮捕された時（昭和18年7月3日）、同時に学会の幹部21人も逮捕されました。

逮捕された幹部たちは、その後、一人を除いて全員、退転、そして、神札を受けます。

そのなかで、理事長であった戸田城聖先生のみが志を曲げることなく生きて、戦後に創価学会を再建していきました。

戸田先生は「この地球上から悲惨の二字をなくしたい」と、創価学会を弘める運動をしていかれるのですが、その中心には、あらゆる生命の尊厳を説いた法華経がありました。

法華経の説くところを中心に生きるのだ、誤った生き方をしてはいけないと、創価学会の第2代会長として、折伏という宗教上の言論闘争を起こされたのです。

その思想内容は別の機会に譲るとして、ともかく言わんとするところは「悲惨の二字をなくす」、そのためには、正しいものを用いて、正しい生き方をしなくてはならないという叫びです。

そして、我が人生の師匠、第3代会長である池田先生は「一人の人間における偉大な人間革命は、やがて一国の宿命の転換をも成し遂げ、さらに全人類の宿命の転換をも可能にする」（小説『人間革命』第1巻まえがき）と綴られました。

正しく敬い、正しい思想を弘める生き方を

要は「一人の人間における偉大な人間革命」がすべての根源ということです。このことを、コロナ禍のなかで、なおさら重要なことだと気付かされました。

それは、一人の人間の生き方を変える、そして、その人間どうしの連帯を広げる、こういう行動のなかにしか、災禍を乗り越える道はないということです。

同時に、何故、われわれはコロナ禍にさらされるのか、何故、こんなにも様々な災害が起こるのかといった疑問が立ち現れてきます。

オーストラリアやアメリカ西海岸の大規模火災、日本は大水害にもやられました。中近東からインド、中国にかけてイナゴやバッタの大襲来で農作物に甚大な被害も出ています。

世界規模でのこの惨状は、まるで『旧約聖書』でもたらされた災禍そっくりです。『立正安国論』や『産湯相承事』での警鐘も含め、われわれは何に気付くべきか、神の意図するところを真剣に考えるよう促されていると

言わざるを得ません。

ともかく、私の場合は創価学会の立場ですから、初代牧口先生の「天照太神を、他国を攻めるのに利用するのは間違っている」「誤って尊敬するのは、いけない。そうすれば、一国が滅びる」と警告されたことに始まる、正しく敬い、正しい思想を弘めるという、一人の人間の生き方を正す人生を歩み、同じ道を進む人を護る生涯を送ることだと思います。

私の考えをまとめますと、『産湯相承事』での「久遠下種の南無妙法蓮華経」は、言い換えれば「ゴッド」、「神」、あるいは「天」、「サムシング・グレート」であり、それを護り弘める「久遠下種の南無妙法蓮華経の守護神」、つまりは使徒であり預言者が、キリストであり、ムハンマドであり、孔子であり、釈尊であり、日蓮大聖人であり、私の尊敬する池田大作先生であり、さらに、ここに集われる皆さまではないかということです。

このような認識が多くの人々に迎えられたなら、対立する世界の高等宗教がまとまるきっかけとなり、世界を平和へと協力させる端緒となると考えられます。

そして、様々な名称があるにせよ、「正しく生きることに気付けよ。正しいものの存在に気付き、正しくそれを護りなさい、そこに立ち返りなさい。それによって『安国』があり『天国』があるのだ」といった意味で、神は疫病を流行らせ、大洪水が起こされ、他国から攻めさせ、イナゴやバッタを大発生させ、大火災を起こさせて、警告されているのだと、コロナ禍のなか確信するにいたったわけです。

以上、限られた時間でありましたが、昨今の状況下、私の思うところを、この場を借りて発表させていただきました。

杣浩二理事長、発表の場をいただき、ありがとうございました。皆さま、ご静聴、ありがとうございました。

＊注『産湯相承事』について

両講演で収録した『産湯相承事』については、真作ではなく後世のものであるとする研究もあり、引用はいかがなものかとの指摘が講演後にありました。しかし本講演で取り上げた部分は内容的に重要であると考え、そのまま掲載しました。『産湯相承事』の文中にある「久遠下種の南無妙法蓮華経」「久遠下種の南無妙法蓮華経の守護神」という表現ほど、奥深く時空を超えた壮大な表現は、これまでに見聞することのないものです。日蓮大聖人の広大な御境界と、それを受け留め後の広宣流布を願って「謹んで之を記し奉る」とした、日興上人の弟子としての御決意を感ぜざるをえません。

第2版にあたって

昨年末、伝統ある丸の内朝飯会で健康長寿をテーマに講演の機会を頂戴し、視聴された皆さまからお勧めをいただき記録の冊子を作成いたしましたところ、このたび重版となりました。

講演では、我が一家の原点に広島の祖母と母の原爆被爆体験がある旨、お話ししましたが、折しも講演後まもなく母・智佐子が他界、供養の意味で、奇しくも出現した虹を背景に撮影された入院先での母の写真と、核廃絶と世界平和を語り続けた母の最後のスピーチ原稿を、冊子に添えました。

雨後に現れた虹は、原爆という史上最悪の事態を乗り越え平和に尽くす人生に転じた母を象徴し、その人生を賞讃するものに見えます。

この写真を撮り最期を看取ってくださった病院では、残された原稿をロビーに額装・展示してくださっております。母の思いを大切にしてくださった広島市安佐南区の医療法人社団八千代会メリィホスピタル（姜仁秀（カン・インス）理事長、姜彗（カン・ヘ）副理事長）の皆さまには、心からの感謝を捧げる次第です。

今後の喫緊の課題としては、私の友人で尊敬する医療法人社団和風会の石田信彦理事長の持論でもありますが、この新型コロナ感染症を、国民の行動規制を法的にコントロール出来る感染症2類から、インフルエンザと同じ扱いの5類にすることとして、経済の立て直しをはかることです。そして、国産ワクチンと治療薬を実現させ、さらには今後の新たな感染症への備えに国をあげて取り組めるよう、日本の医療体制改革を進めることであり、私なりに様々な制度や施策の立ち上げに尽力してまいりたいと考えております。

具体的には、講演でお話しした医療ビッグデータ活用協議会（内海良夫会長）と一般社団法人ＡＬＣＯ（アンチエイジングリーダー養成機構、白澤卓二理事長）との連携、それに加えて和風会の石田理事長との繋がりを更に深め、車の両輪のようにして、改革を強力に進めてまいる所存です。

ごく最近のことですが、知勇兼備の女性政治家を育てるための勉強会の折、陽明学をはじめ東洋思想に詳しい89歳になられる行徳哲男先生との再会がありました。

行徳先生は「コロナ禍をはじめ世界は大変な事態に見舞われているが、『大変』とは『大きく変わる』ということである」と、話されました。

私どもも大きく変わって、事態に取り組んでまいらなければなりません。

さらに先生からは「死而後已」（=死して後已（や）まん）の揮毫をいただきました。これは、諸葛孔明の後出師の表にあって「死ぬまで、生ある限り戦い続ける」とのこと。吉田松陰が自らの生き方の骨髄とした言葉とうかがいました。

その上、私からはＡＬＣＯのパンフレットを差し上げて「アンチエイジング」についてお話ししたところ、「逆順入仙」（=順に逆らって仙に入る）との言葉を教わりました。これは幸田露伴が好んで使った言葉で、意味は「年齢には逆らって行動することで仙境に入る」とのこと、ＡＬＣＯの骨格となる言葉であると思いました。

それから、「経営のバックボーンに哲学を持て」と一般社団法人日本経営道協会を主宰されている市川覺峯（かくほう）先生にこの冊子を差し上げたところ、「動中の工夫」の揮毫をいただきました。これは江戸中期の白隠慧鶴（はくいんえかく）の『遠羅天釜』にある「動中の工夫は静中に勝ること百千億倍す」からの言葉です。「まず行動を起こせ、そこから良い工夫が生まれる」との意味で、あらゆる場面に通用すると捉えました。

以上を踏まえ、まずは深澤中斎先生から教わった「知足」（＝足るを知る）に、行徳先生からの「死而後已」と「逆順入仙」、そして市川先生からの「動中の工夫」を、我が座右の銘として、自らを正し、今後とも生ある限り走り抜いてまいる覚悟です。

なお、本冊子は、公益財団法人 国策研究会の事務局長である吉田弘氏により、月刊誌『新国策』（令和３年5月号）で取り上げられ、離島政策文化フォーラム共同代表で民俗宗教史家の菅田正昭先生による書評が掲載されました。ここに転載させていただきます。

２０２１年６月20日

竹岡誠治

書評

『新国策』（令和3年5月号）掲載

評者　菅田正昭（民俗宗教史家）

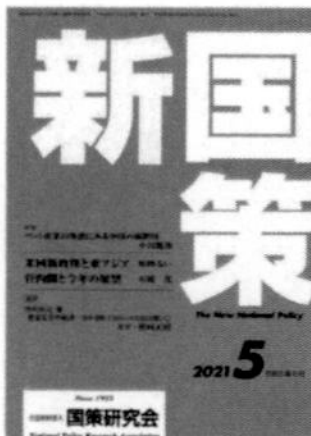

発行日（初版）の三月十六日という日付は、竹岡さんが平成十六年（二〇〇四）二月に無実の罪で逮捕され、二十二日間の拘留から釈放された記念すべき日である。その釈放は唱題することによって勝ち取られたものらしいが、その一方で、拘留時の厳しい取り調べによるストレスが原因で食道がんを発症してしまった。それを手術によって克服したものの、二度目の癌として前立腺がん、さらに三度目として皮膚がんになってしまう。もちろん、竹岡さんは二度目も三度目も乗り越えてしまう。

その克服の過程で、いろいろな人びとと出会い、知り合う。単なる出会いではなく、竹岡さんの場合は、そのとき知識や智恵の交換・交流が行われる。一見、ミスマッチのような出会いにおいても、「一期一会」をモットーとする竹岡さんは、自らの立ち位置を初対面でも吐露してしまう。ついつい、自分が池田大作氏を師匠とする熱烈な創価学会員であることを語ってしまうのだ。当然、相手は面食らうか、たじろいでしまうが、思想性よりも志操性を重視する人はやがて竹岡さんに引き込まれてしまう。

この本を読むと、そうした人びとの名前が出てくる。とくに、アンチエイジングを推進している白澤卓二氏との出会いの中からＡＬＣＯ（アンチエイジングリーダー養成機構）が生まれた。白澤氏の「食のピラミッド」

「健康長寿の方程式」をはじめ、三浦雄一郎氏・豪太氏父子の運動（登山）、もんげーバナナの田中節三氏……等々。さまざまな出会いの契機を創造的に結び付け、良い意味で人びとを巻き込んできた竹岡さんの〈逮捕〉後十七年間の人生が、否、誕生以前からのヒロシマ原爆の被爆者でもある竹岡家の歴史の中で語られる。昨年（令和二年）十二月三十一日に九十二歳で逝去されたお母さんの、被爆体験の語り部でもあった竹岡智佐子さんにまつわる話もいい。

実は、竹岡さんが逮捕される前日、わたしは竹岡さんと永田町で昼食を共にしている。二人の共通の友人であるO氏と鰻を食べたのだ。そのO氏がこの本を読んだあと、竹岡さんのことを「鉄人」にして「哲人」と評した。恐らく三度の難病を乗り越えることができたから「鉄人」であり、その克服の哲理が実践的にこの本で語られているから「哲人」なのであろう。すなわち、病気にならないことが鉄人の証ではなく、たとえ病気になってもそれを乗り越えることが鉄人なのだ、という意味に違いない。

もちろん、竹岡さんはALCOを創設しているように、多くの人びとにアンチエイジングを共有してもらおうとしている。絵画の発想を求めての、逮捕前からエジプト旅行に同行している田渕隆三画伯にはヒマラヤ大壁画を描いてもらうため、三浦豪太氏を先達に高尾山の登山から始めている。本書の副題に〈「食事・運動・生きがい」の充実を目指して〉とあるように、生命力（イノチ）の総合的、創造的充実を目指しているように思える。まさに、天衣無縫の竹岡誠治氏はアンチエイジングの鉄人・哲人なのである。

変化の日々とわが人生

ＮＰＯ法人　神戸平和研究所における挨拶
令和３年（２０２１年）10月７日

月日は百代の過客

お早うございます。10分間ほど時間をいただきましたので、最近の所感を述べさせていただきます。

芭蕉が「月日は百代の過客にして、行きかふ年もまた旅人なり」（月日というものは、永遠の時間を旅する旅人みたいなもので、やって来ては去っていく年月も、やはり旅人のようなものなのだ）と『おくのほそ道』に記したように、旅するように時は去来して、しかも、どんどん変化してまいります。そのような世界を、いい方向に変化させようとして集っているのが、杣理事長をはじめとする神戸平和研究所のわれわれであります。

百代目の総理への期待

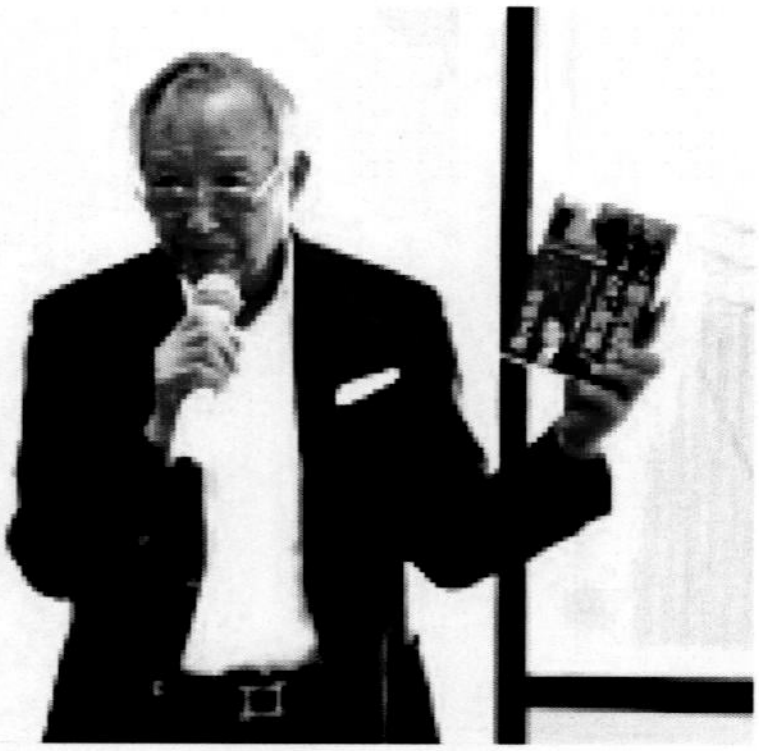

岸田総理の著書『核兵器のない世界へ』を手に　神戸平和研究所にて

最初に、今、引用した「百代の過客」ではなくて「百代の総理」の話をします。

ご承知のとおり、百代目の日本国内閣総理大臣に岸田文雄さんが就任されました。（更に10月31日に行なわれた総選挙において、自公連立政権が信任され、第一〇一代目の総理に就任されました。）

昨年、この場で私は、広島の出身であり、戦時中、その広島で陸軍病院の看護師長をしていた祖母が原爆を被爆して生死をさまよう重傷を負ったことが、わが一家の原点となっていると、お話ししました。

岸田さんも、衆議院の広島1区から選出された、私と同郷の総理です。それに、彼の二人のご子息は私と同じ広島の修道高校の出身です。

さらに、今回の総選挙で広島3区から立候補している公明党の斉藤鉄夫さんも同じ修道高校の出身で、私の3期後輩にあたります。その関係でお二人には親近感をもっております。（なお、斉藤鉄夫さんは岸田内閣の国土交通大臣に就任され、この度の総選挙で見事勝利されました）

この斉藤さんは、私も死に物狂いで応援しましたが、衆議院議員に初当選は平成5年（1993年）、中選挙区制の旧広島1区で、その時は同区で4人が当選したわけですが、その旧1区で同じく初当選したのが岸田さんでした。岸田総理と斉藤さんは同じ選挙区で初当選した、同期の仲間であるということです。

それで、岸田さんですが、1年ほど前に、総理を目指す自らの生き方を著して『核兵器のない世界へ』（日経BP）という本を出版しています。その本の副題でもありますが「勇気ある平和国家の志」を掲げて、自ら「これをやりたい」と、明確に意思を表明した岸田さんに、私は敬意を表します。

ロシア（旧ソ連）のゴルバチョフやアメリカのレーガン、そしてオバマと、代々の世界の指導者が叫びながら成し遂げられなかった核兵器廃絶を、日本のリーダーになる人が大上段に振りかざして出版したことには大きな意義があると思っています。

私とはこのように縁があり「世界平和」という同じ志をもつ岸田さんを、私は来年の神戸平和研究所の総会に、ぜひお呼びして、一緒に「核廃絶」に向かって踏み出したいものだと、願っております。

ウイングを広げること

もう一つ、政治の話になりますが『プライムニュース』という平日夜8時（翌朝5時再放送）からのBSフジの2時間番組があって、10月4日（月）の放送では「岸田新内閣を徹底検証」と題して読売新聞の橋本五郎氏（同新聞特別編集委員）と大阪維新の会や日本維新の会の創立者、橋下徹氏（元大阪府知事、元大阪市長）が対論をされていました。

その番組の最後、視聴者からの質問に答えるコーナーで「自公連立をどう考えるか」が話題になりました。

自公政権への評価を司会に尋ねられた橋本五郎さんは、「自公政権はプラス、マイナスあるのだけれど、全体としてプラスであったから、だから長続きしたんですよ」と、発言されます。

それを受けて維新の橋下さんは、終了30秒前でしたが、「自民党を応援する方にとっては公明党が入ることには戸惑いがあっただろうけれども、ウイングを広げることが支持者の拡大につながると考えるのであれば、自公というのは、ある意味ウイングを広げているのかな」（趣意）と、発言されたあと「私の反省点は、このウイングを広げてこなかったことです」と、結ばれていました。

私は「橋下徹さんという人は、偏見もなく、素直でいいことを言われるなぁ」と、率直に思いました。自公政権と、その支援団体である平和を愛する創価学会を評価し、公明党も含めたもっと幅広い勢力を作っていくことが大事だと、維新の橋下さんは反省を込めて自身の考えを述べられたものと拝察いたします。

この会場には、今度の総選挙で日本維新の会から、兵庫1区で立候補される一谷勇一郎さんが出席されていますが、一谷さんに私は「自民と公明に、維新を加えて、しっかり手を組んで、維新の創業者である橋下さんを総理にして、日本に活力を与えるべきだ」と、常々申し上げています。「橋下さんを総理に」とは、今の維新は言わないでしょうが、これは私の持論です。一谷さんには「橋下さんは創業者なんだから、維新から立つあなたは堂々と『橋下さんを総理に』と言うべきだ」と、申し上げているところです。また公明党の議員の皆様にも「党の創立者である池田大作先生の理念をもって日本の繁栄と世界の平和に尽くしていただきたい」と、いつも申し上げております。どこの諸団体でも創立者の精神を基軸にすることがその伸張の鍵であると思われるからです。そして私は、これまでの自公を基軸として、維新と国民民主を加えた政権が最も日本と世界のためになると確信しており、常にいろいろなところでこの持論を述べております。（なお一谷勇一郎さんは、この度の総選挙で小選挙区では惜敗でしたが、見事に比例区での復活当選をされました）

プリンシプルをもって

柗理事長は先ほど「出エジプト記」に言及して『聖書』が示す本質について考察され「艱難辛苦を覚悟して、たくさんの人を率いて、モーセはなぜエジプトを出たのか」、そこのところをどう読むかが一番の課題であり、プリンシプル（根本・根源）が重要であると、おっしゃいました。

モーセの「出エジプト」のプリンシプルは、「ゴッド」の意志を護ることにあったということです。

私は昨年、この場でさせていただいた講演で、日蓮大聖人が一番弟子の日興上人に口伝された最後の相伝書の一つであると伝承されている『産湯相承事（うぶゆそうじょうのこと）』を取り上げて、そのなかの一節「久遠下種の南無妙法蓮華経の守護神」に注目して考察いたしました。

そこで申し上げたことは、「久遠下種の南無妙法蓮華経」とは「ゴッド」、「神」、あるいは「天」、「サムシング・グレート」等と様々に置き換えられる、すべての生命、草木、大地を含む宇宙のすべてを過去から未来永遠に動かしていく「パワーの根源」であり、その意志を受けて護り弘めるのが、いわゆる使徒であり預言者であって「久遠下種の南無妙法蓮華経の守護神」であるということです。

これを受けて、日蓮大聖人としてのプリンシプルは、「久遠下種の南無妙法蓮華経」という、この宇宙を動かす根源の法を認め、その法則にしたがって生きるということになります。

こうした観点から日蓮大聖人は「立正安国」を説かれました。

これは柗理事長の言われておられた「多くの人が神とともに幸せに生きる世界」と同義だといえます。戦争のない、殺し合わない、ましてや核兵器を作って脅し合ってなんとか存在している、そんな世界を変えて、一人ひとりがこの世に生まれて来てよかったと、心から思える世界を作るということです。

そして、そのための活動をしているのが、杣理事長であり、われわれ神戸平和研究所のプリンシプルであり矜持であります。

一番大事な生命の奥底にあるものは何か、昨年、申し上げたことですが、それを私は『立正安国論』から学び、『旧約聖書』からも学んだのです。

人の心に種を植える

東海大学の柔道部出身の西畑靖さんという親友がいまして、今日は一緒に車で来たのですが、ここに向かうなかで西畑さんが「神戸平和研究所では、私は何をやったらいいんでしょうか。建物を作るとか木を植えるとか、何かやることはありませんかね」と尋ねられました。

私は「そんな目に見える形を残すのもいいでしょうが、それよりも、人を育てることが一番ですよ」と答えました。

私の祖母の例ですが、先にお話ししましたが、原爆で片目を失う重傷を負って、いつ死んでもおかしくない状態でした。その祖母に、創価学会の存在を知らせて「南無妙法蓮華経を唱えれば元気になれます」と教えてくれた人がいました。

祖母は不自由で何の役にも立たなそうな女性ですから、放っておかれるのが普通でしょう。それを、大事に丁寧に接してくれて、お題目の有難さを教え、池田大作先生という素晴らしいリーダーがいるといったことを教えてくれた。

そのおかげで、祖母の生き方の転換がもたらされ、祖母に始まって父母、私、息子に娘、さらに4人の孫へと、5代にわたって幸せの花を咲かせ、使命の人生を生きる輪を広げるまでになっています。

そのように、人の心のなかに正しく生きるための種を植えていくのが最も尊いのであって、杣理事長や皆様と進めている神戸平和研究所の活動は、まさにそれを行っているのです。そして、これを続けていって、種を植えられた人がそれぞれ人材として育っていけば、素晴らしい時代が開けるのではと、西畑さんと話しておりました。

本年も来たるべき11月11日に、第5回の総会が「Ｐｒａｙ祈」として開かれます（午前11時より、神戸ポートピアホテル「大輪田の間」にて）。その席では、キリスト教、ユダヤ教、イスラム教、仏教、神道の皆様が、世界平和のために敬虔な祈りをささげられます。

夢をもって生きる

１９６０年代に公民権運動を展開したアメリカの人権活動家のキング博士は、非暴力で世の中を変えようとした人ですが、そのキング博士の演説（１９６３年８月28日の「ワシントン大行進」で約25万人を前に行われた）の有名な一節に「私には夢がある」が、あります。

私どもも「夢をもって」日々を生きていく、その日々は「百代の過客」であって変化の連続で、その変化に応じての少しずつのわれわれの行動のなかに、世の中を大きく変える芽があると申し上げて、私の挨拶とさせていただきます。ありがとうございました。

野中広務先生の遺言

一般財団法人 中斎塾 季刊誌『知足』第66号（２０２３年7月刊）コラム「喜望峰」掲載

昨年より私は、沖縄・恩納村《おんなそん》に親睦団体レインボークラブを作り「虹の橋プロジェクト」を立ち上げて、対立から調和へ、沖縄のためになる道を模索し毎月一週間から十日滞在して、真剣に取り組んでいます。

かつての自民党幹事長、野中広務先生がお亡くなりになる前年、私と現在も自民党本部事務総長である元宿仁氏を地元の京都にお呼びになり、以下の遺言をされました。

一、自公政権は日本の平和のために創出したものであり、決して一党一派存続のためではない。その本質がわからなくなる時が来るから、その時はきちんと対処すること。

二、沖縄の基地問題を決して政争の具にしてはならない。何が本当に沖縄のためになるか考え続けること。もし私が生きている間に基地問題が解決しなければ、私の骨を沖縄に撒くこと。

この二点を胸に私は、沖縄では必ず辺野古とともに、普天間基地が見えるかつての激戦地、嘉数《かかず》の丘に行き、京都出身将兵を祀る京都の塔に祈りを捧げております。

夢は、沖縄から日本のリーダーたる総理大臣を輩出することであり、その日を待ち真剣に祈っております。

「我《われ》事において後悔せず」の武蔵に倣い、後悔を恐れず、実践の日々を続けて参ります。

東京フォーラム幹事　竹岡誠治

＊今回の増刷にあたり、この野中先生の言葉を添えました。また皆様からの要望もあり第4版から書籍コードを付し市販することに致しました。これも皆様の支援の賜物と感謝しております。

著者プロフィール

竹岡誠治（たけおか・せいじ）

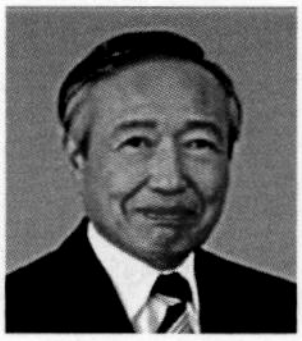

1948年、広島県生まれ。私立修道高等学校卒業。中央大学法学部卒業。創価学会本部、聖教新聞社勤務を経て、2005年、盟友の故・山中孝市氏と共に会員制クリニックを設立。現在、T＆Y㈱代表取締役社長、一般社団法人ALCO（アンチエイジングリーダー養成機構）常務理事、一般社団法人サンロータス研究所代表理事、NPO法人神戸平和研究所 常任理事、医療ビッグデータ活用協議会事務局長、沖縄レインボークラブ会長

【著書】

『サンロータスの旅人』天櫻社　2010年

『法華経の源流を訪ねて』サンロータス研究所　2016年

『法華経と釈尊と現代インド』サンロータス研究所　2019年

『健康長寿の秘訣』 サンロータス研究所　2021年

『ゴルフこそ我が人生』別冊『力んで 悩んで さらに力め ゴルフ読本』 ALCO　2021年

『抹茶碗遍歴とエベレストお茶会』サンロータス研究所　2022年

『ヒロシマの宿命を使命にかえて』（編集）サンロータス研究所　2023年

【共著書等】

『花のアフロディテ　ギリシャ・イタリア編』霞出版　2003年

『太陽とロータス　エジプト・フランス編』リサージュ出版　2005年

『サン・ロータスの道　日本・東洋編』万葉舎　2007年

『牧口常三郎とその時代』サンロータス研究所　2015年

『法華経　妙法蓮華経 開結』サンロータス研究所　2022年

竹岡誠治公式ウェブサイト　http://sun-lotus.com/

表紙　田渕隆三・画『嵩ヶ森(旭が森)』油彩　F6　2020年1月

裏表紙　田渕隆三・画『蓮より化生するツタンカーメン』水彩　2004年

健康長寿《けんこうちょうじゅ》の秘訣《ひけつ》

「食事・運動・生きがい」の充実を目指して

第4版「動中の工夫」と「逆順入仙」

2021年3月16日　初版発行

2021年7月3日　第2版発行

2021年11月18日　第3版発行

2023年7月20日　第4版発行

著者　竹岡誠治《たけおかせいじ》

記録　川北 茂、亀田 潔

デザイン　吉永聖児

発行　一般社団法人 サンロータス研究所

〒170-0004　東京都豊島区北大塚3-31-3-305

ISBN978-4-910874-08-1